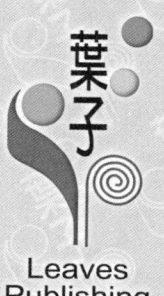

Leaves
Publishing

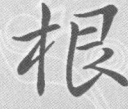

根

以讀者爲其根本

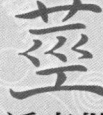

莖

用生活來做支撐

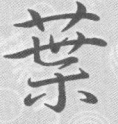

葉

引發思考或功用

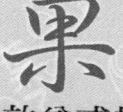

果

獲取效益或趣味

怎樣吃出瘦身美人
——完全代餐手冊

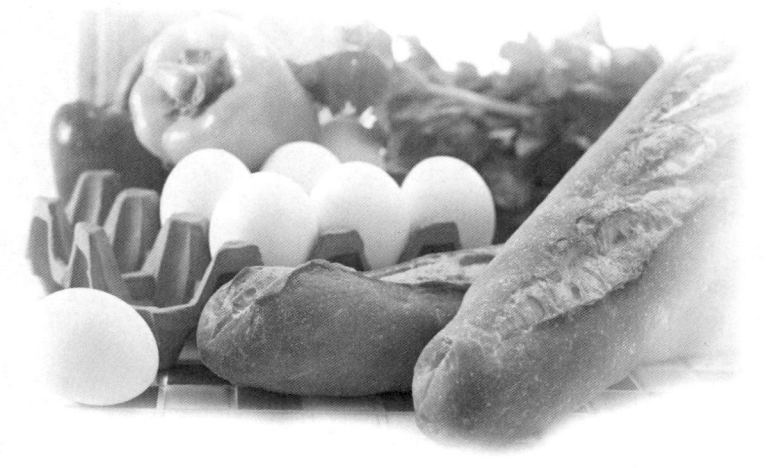

陳紋慧◎著

銀杏 GINKGO

怎樣吃出瘦身美人 ── 完全代餐手冊

作　　　者：陳紋慧
出　版　者：葉子出版股份有限公司
發　行　人：宋宏智
總　編　輯：賴筱彌
企劃　編輯：王佩君
責任　編輯：林淑雯
文字　編輯：龐涵怡
美術　編輯：泫工作室
封面　設計：程杰湘
印　　　務：黃志賢
地　　　址：台北市新生南路三段88號7樓之3
電　　　話：(02)23635748　　傳　真：(02)23660313
E - m a i l：leaves@ycrc.com.tw
網　　　址：http://www.ycrc.com.tw
郵撥帳號：19735365　　　戶　名：葉忠賢
印　　　刷：鼎易印刷事業股份有限公司
法律顧問：北辰著作權事務所
初版一刷：2004年1月　　定　價：新台幣200元
I S B N：986-7609-09-3

總經銷：揚智文化事業股份有限公司
地　　　址：台北市新生南路三段88號5樓之6
電　　　話：(02)23660309
傳　　　真：(02)23660310

怎樣吃出瘦身美人─完全代餐手冊 / 陳紋慧　著.
-- 初版. -- 臺北市：葉子, 2004[民93]
面；　公分. -- (銀杏)
　ISBN 986-7609-09-3(平裝)

1. 減肥

411.35　　　　　　　　　　　92016757

※本書如有缺頁、破損、裝訂錯誤，請寄回更換

C O N T E N T S
目　　　　　　　　　　　　　　　　　　　　錄

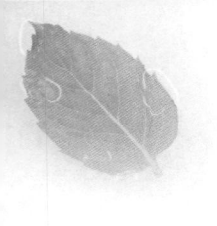

推 薦 序 1

　　由於物質生活水準的提高，再加上活動量減少，使得國人的肥胖問題日益嚴重，而肥胖是導致許多慢性疾病發生的原因之一，因此減肥便成為預防或治療慢性疾病的重要策略。

　　坊間的減肥方法相當多，讓許多減肥者無所適從。很多人常常陷於不當減肥方法的錯誤迷失中，或一再身受復胖和ＹＯ—ＹＯ效應的困擾，但無論如何，控制飲食、運動、行為改變等是減肥不變的真理，任何一個正確又有效的減肥方法也一定要以此為基礎。本書即以營養學的觀點出發來探討代餐減肥的飲食控制方法，並以一個專業營養師的實際經驗和讀者分享正確使用代餐的訣竅，書中並提到減肥中常碰到的問題及其解決方法，另外也告訴大家如何維持體重不再復胖，是一本結合專業知識和實際減肥經驗的書籍，的確可以提供徘徊在減肥十字路口的人們一個正確的方向。

　　健康、長壽之道繫乎三養：營養、保養和修養，而營

養爲三養之首，所以攝取適當、均衡的營養，以維持標準體重，並保持身體最佳狀況，才是健康、長壽的不二法門，期盼每位讀者均能注意自己每日的飲食生活，並藉由此書所提供的減肥知識，在減肥路上走得輕鬆健康。

台北醫學大學公共衛生暨營養學院

謝明哲　　博士

推 薦 序 2

　　常常有人會問：「要如何才能輕鬆有效的減肥？而且不再復胖。」其實在這本書裏，我們可以找到答案。

　　「肥胖」可以說是現代人的文明病，如果不用正確的方法來減肥，影響的不只是外在的美觀，同時也會危害身體的健康，正因為肥胖是一種「看得見的殺手」，因此有許多人想減肥，而坊間也有相當多的減肥書籍和各式各樣的減肥方法，但這些琳瑯滿目的減肥方法中，卻又充斥著許多不當甚至錯誤的減肥法，為了給予民眾更正確的減肥知識和達到有效瘦身的目的，陳紋慧營養師收集很多的文獻資料，並根據她數千名減肥成功個案的經驗而完成這本書。本書以均衡營養為出發點，並告訴讀者如何運用熱量計算（Calorie Counting）的代餐減肥法來減輕體重，是一本結合專業知識和臨床經驗的減肥書籍，可以確實提供「健康的享瘦者」一個正確的減肥途徑。

　　恆心、毅力再加上正確的方法才能健康有效的減輕體重，而正確的減肥方法若是尋求專業人士來協助達成，便

可避免自行摸索錯誤的方法所導致的挫折，而失去了減重的信心。透過本書專業營養師的指導，相信體重過重者定能擺脫肥胖的夢魘。

台灣省營養師公會理事長

彰化基督教醫院營養部主任　　蔡玲貞

自 序

　　當出版社和我接洽希望能出一本有關代餐減肥的書時，心裏想，是該好好寫一本實用又正確的減肥書籍幫民眾澄清一些不正確的瘦身觀念，並且提供大家一個有效又正確的減肥方法。當然，民眾在了解減肥的技巧和正確的方法後，我真的希望大家都能試著運用在日常生活中，唯有如此，書中的知識才會變得有價值。

　　常常有人說：年齡大了、生過小孩就是會逐漸發胖。其實這句話中充滿對體重控制失敗的挫折和無奈感，甚至已到達自我放棄、認定一輩子會胖的宿命，但是我常常提醒大家：「沒有體重減不下來的人，只有用錯方法、沒有毅力的人。」只要你能使用正確的方法並抱持最大的決心來減肥、慢慢地接受一些營養相關知識，並培養出正確的生活和飲食習慣，其實體重控制的一些行為技巧會無形地落實在你的生活中，體重自然就能輕鬆掌控。

　　就拿我們彰基這群營養師們為例，不斷的吸收和宣導營養知識是我們每天的工作，正因為如此，讓我們自然地

成為一個健康生活的實踐者，常常聽到的「均衡飲食」、「天天五蔬果」、「高纖、低脂、低膽固醇、少鹽的飲食」……等，對我們而言，絕對不只是口號，很自然地已融入日常飲食中。至於有礙健康、令人發胖的零食、點心，我們會藉由審慎的選擇，改喝無糖飲料或減少攝取的頻率及數量來達到控制的效果，就像可口的洋芋片，在入口前，會仔細地看過成分標示後，知道節制的吃個幾片。當然，美食當前，豈有不為所動的道理，偶而的放縱在所難免，但是我們會以同一餐其他食物或下一餐食物來平衡，就像在吃過麥當勞後，下一餐，會多吃一些燙青菜來彌補纖維的不足及過多油脂的缺失。我們也常常注意自己的體重，當體重稍微增加時，會再認真以代餐取代一餐吃個幾天，體重都會再減回來。其實，肥胖是長時間攝取的熱量大於身體需要造成的結果，絕非多吃一餐、二餐就會發胖，更何況，我們懂得以節制來平衡放縱，讓體重的變化，能在掌控範圍之中。

希望這一本書能提供減肥者一個正確的減肥知識，讓讀者能利用書中提及的代餐減肥法有效的減輕體重，更盼望每位讀者都能成為健康生活的實踐者，落實你所知道的每個營養知識。

彰化基督教醫院體重控制中心營養師

陳紋慧

楔　子

　　代餐減肥法是飲食控制的一種方法，也是國內外
文獻一致認可、肯定的減肥方法。大部分的人，不都
是在尋找簡單、有效又不花錢的減肥方法嗎？代餐減
肥法可以給你這些。

　　飲食對現代人來說，不只是吃飽而已，可能還包
括了口腹上的滿足，甚至壓力的紓解，因此有人會認
為單調、沒有變化的代餐實在無法滿足吃的樂趣，但
是你知道嗎？利用代餐來減肥，你的飲食不應該只能
吃代餐，是可以有多種的搭配與吃法，讓你的飲食不
單調也不容易吃膩！

　　現在，就讓我們帶你一起探究代餐減肥的奧秘和
成功的訣竅吧！

PART1 代餐減肥
到底是怎麼一回事？

1. 什麼是代餐（Meal Replacements,MRs）？

代餐是一種食物

　　就像我們每天吃的東西一樣，代餐也是一種食物，因為它可以取代部分或完整的一餐，所以稱之爲代餐。它的供應形式有多種，最常見的是代餐包，代餐包的內容物爲粉末狀，需沖泡後調開食用，吃起來像一般的湯或麥片粥；也有部分代餐做成條狀的餅乾，打開後可以直接食用。在口味的部份，通常可以分成鹹的和甜的二種。由於它是食物，所以不像藥物一般，會有健康上的顧慮，但是在使用時，必須讓每天攝取的營養素和熱量控制在合理的建議量內，才不會危害健康，當然，不管你用什麼方法減肥，這都是必要的條件。

代餐的熱量和成分明確，
可以讓你免除熱量計算錯誤的困擾

　　市售的代餐種類和口味非常多，但是它們一定都有明確的成分分析和熱量標示。當你吃進代餐時，你可以很清

楚的知道自己吃下多少熱量，而不像平時我們吃的大部分食物一樣，種類和成分複雜的難以掌控，又不一定有成分標示，永遠搞不清楚吃進去多少熱量，減肥效果也就不理想。若能依自己的狀況，每日以代餐取代1～2餐，這樣熱量的控制一定會比不用代餐只靠自己飲食控制來得好。

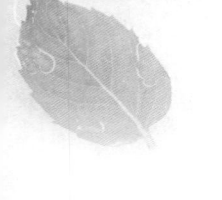

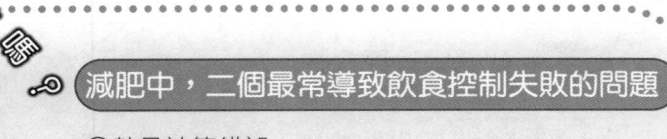

減肥中，二個最常導致飲食控制失敗的問題

①熱量計算錯誤

特別是油脂的熱量難以估算，如：烹調用油加多少？調味料中的油脂含量有多少？

油脂是熱量最高、最容易發胖的成分，所以當你覺得自己沒吃多少東西、飲食控制也很嚴格時，體重卻還一直上升，你就要懷疑是否吃得太油囉！

容易攝取過多油脂的狀況，你有嗎？

狀況一：外食、應酬的機會多。

狀況二：嗜喝湯，特別是濃湯和勾芡的湯汁，如：酥皮濃湯、玉米濃湯、肉羹湯、雞湯等等。

狀況三：吃進去太多含隱藏性油脂的食物。如：乾果類（花生、腰果、開心果、杏仁果、瓜子等）、小西點、喜餅、麵包、加工食品（香腸、貢丸、火鍋料如：蝦餃、燕餃、魚餃等）、油炸食品（油豆腐、豆包、豆皮、泡麵、薯條等）、全脂奶及其製品（如：冰淇淋）。

狀況四：吃剩菜。

狀況五：吃飯拌湯汁。

狀況六：愛吃皮、肥肉、三層肉或絞肉做的加工品，如：獅子頭。

> 狀況七：重口味，愛沾醬料，如：香油、沙茶醬、辣油、芝麻醬
> 　　　　等等。
> 狀況八：愛吃快炒、乾拌或烹調方式用燴（勾芡）的食物，如：炒
> 　　　　麵、乾麵、肉躁飯、燴飯。

②份量估算錯誤

　　雖然藉由營養教育可以瞭解各種食物的可食份量，但是市面上相同的產品，其份量大小及成分，也會有很大的差距，而且不是每個時候都有磅秤可以秤量食物，舉例來說：市售土司麵包的大小、厚薄、輕重不一，熱量差距就很大，如果不秤重只是照建議片數吃，就可能發生份量估算錯誤的問題而形成配合度似乎很好，但是體重卻減不下來的狀況。另外對於外食族來說，外食的食物種類繁多，份量的估算的確是一個大問題。

 代餐可以讓你吃得少又吃得飽，
　　　　　　容易達到熱量控制的目的

　　大部分的代餐都具有低熱量、高纖維的特性，所以食用時需搭配大量的水讓纖維膨脹，纖維膨脹後便有飽足感，肚子飽了，自然就不會亂吃東西，減肥就容易成功！

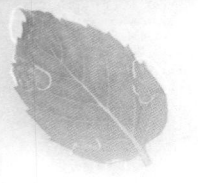

纖維小百科

　　纖維主要是存在蔬菜、水果、穀類等植物性食物中無法被人體消化吸收的多醣類物質，如：纖維素、半纖維素、果膠、木質素等，就其在水中的溶解度來分，可以分成水溶性和非水溶性纖維兩大類。纖維對身體有許多好處，包括：預防便秘、預防癌症產生、穩定血糖、降低膽固醇等功能，另外因為食用後有飽足感，所以可以幫助減少每日熱量的攝取，這也是一份好的減肥食譜一定要具備高纖維的原因之一。膳食纖維的每日建議量為20～30公克，為了達到這個建議量，減肥期間每日應攝取一碗半以上的青菜及2個拳頭大小的水果，並盡量以麥片、糙米等全穀類的食品來替代白米飯。市面上的代餐大部分為高纖維的食品，所以若能使用代餐來減肥，纖維是比較容易達到上述建議量的。

食物來源	水果、蔬菜、燕麥、豆類、糙米
功　　能	調節醣類代謝、降低膽固醇、預防心臟血管疾病
食物來源	蔬菜、小麥麩、全麥類食物、穀類
功　　能	具有吸水的特性，並可促進腸胃蠕動、縮短食物停留大腸的時間、減少致癌等有毒物質的吸收並預防便秘

 利用代餐減肥不用花大錢

　　既然代餐是取代部份或完整正餐的食物，所以它不像其他的減肥方法，如：藥物減肥、抽脂、進行療程或買產

品按摩等，需額外再多花錢來瘦身。本來正餐就是該吃、該花錢的，只不過換成吃代餐（另一種更好的選擇）來減少選擇食物的錯誤以達到熱量控制的目的，所以就花費來講，代餐減肥法其實是一種不用花大錢的減肥方法。

2. 代餐的減肥原理

　　吃進去的熱量少於身體需要的熱量，體內囤積的脂肪就能慢慢的燃燒消耗掉，所以不管用什麼方法減肥，都是在幫助你累計少掉的熱量，理論上熱量累計比身體的需要量少掉3500卡時，體重就會減輕0.5公斤。代餐的減肥原理就是利用這種熱量控制的原理來幫助你減肥。舉例來說，以一包熱量約250大卡的代餐來取代一餐傳統的便當（熱量約700～800大卡），這一餐便可以減少500～600大卡的攝取，如此持續一星期，共可累計少掉3500～4200大卡讓你的體重減輕0.5公斤以上，因此利用代餐可讓你容易累計熱量的差距，體重自然就能快速的減輕。

減肥原理

身體攝取的熱量　＜小於　身體消耗的熱量　→減輕體重

身體攝取的熱量－身體消耗的熱量
＝負500大卡 × 7天＝負3500大卡→理論上可以減輕0.5公斤

身體攝取的熱量	為食物所產生的熱量，來源包括：醣類（每1公克產生4大卡）、蛋白質（每1公克產生4大卡）和脂肪（每1公克產生9大卡）。
身體消耗的熱量	包括：1.基礎代謝速率（RMR；Resting Metabolic Rate）為休息狀況下，維持心跳、血壓、脈搏等生命現象最基本所消耗之熱量。 2.食物的產熱效應（DIT；Diet Induced Thermogenesis），吃進食物後，消化、吸收食物所消耗的熱量。 3.身體活動的消耗 4.身體活動、運動等所消耗的熱量。

你知道嗎？

什麼是新陳代謝？

新陳代謝就是身體將營養轉化成身體的組織以及能量的過程，新陳代謝速率越高代表基礎代謝速率越高，身體消耗的熱量也越大，所以任何可以促進新陳代謝的方法都可以幫助減重。

減肥方法大剖析

簡單來講，減肥可以由二方面來著手：

1. 抑制食慾、減少熱量或營養素的攝取和吸收

飲食控制：包括了代餐減肥、節食、食譜減肥、蔬菜湯減肥、蘋果減肥法等。

藥　　物：羅氏鮮（Xenical，Oralestate）、諾美婷（Reductil，Sibutramine）。

瘦身輔助食品：甲殼素（Chitosan）、澱粉櫚抑制劑（AMX）、纖維錠等。

2. 增加熱量的消耗

運　　動；持續而固定的運動。

食　　物：咖啡、茶、辣椒素等。

藥　　物：諾美婷、麻黃素（Ephedrine）、咖啡因等。

合法減肥藥小百科

目前國內合法的減肥藥有二種：羅氏鮮（Xenical，Orlistat）、諾美婷（Reductil，Sibutramine）

另外國內尚有一種合法的食慾抑制劑—鹽酸苯丙醇胺（Phenylpropanolamine）簡稱PPA，在美國它不屬於處方用藥，曾經發生許多人自行購買服用後引起中風、死亡的案例，所以在美國為禁藥，但在國內此藥為處方用藥，也就是需由醫生處方才可服用，因此國內並未禁止使用，部分醫師仍會用它來減肥，但使用後可能有的副作用包括：失眠、口乾、頭痛、噁心、神經緊張、頭暈等，也可能造成血壓升高的危險性。

	羅氏鮮（Xenical，Oralestate）俗稱的「讓你酷」或「藍色小藥丸」	諾美婷（Reductil，Sibutramine）
瘦身原理	是一種脂肪水解酵素抑制劑，讓食物中的脂肪（非身體的脂肪！）無法完全水解吸收而排掉。其作用會隨著劑量加大而增強，但當劑量達每餐120毫克，且每天服用三次時，就是它最大效果的劑量（約抑制30% 脂肪吸收），不會再因劑量增加而增加效果。	可以抑制神經傳導物質中的「正腎上腺素」及「血清素」的再吸收，讓人提早有飽足感，達到減少食物攝取的目的，另外可以提高基礎代謝速率以增加熱量的消耗。
服用方法	進餐中或用餐後1小時之內服用。	早上服用，每日劑量10～20毫克。
可能產生的副作用	脹氣、腹痛、解油便、軟便、大便急迫感、大便油漏、長期服用可能有脂溶性維他命（A、D、E、K）吸收不良的情形。	身體會有「上火」的感覺：例如口乾舌躁、失眠、便秘、易激動、頭痛等情形，並使血壓和心跳增加。
服用禁忌	嚴重肝腎功能異常者、孕乳婦等。	①嚴重高血壓、心臟血管疾病以及心律不整的患者等。

		②服用精神科藥物─單胺氧化酶抑制劑（MOI）患者，因為二種藥物代謝途徑相同，所以會互相干擾。
價格	每顆約35元（每天2～3顆）。	每顆約100元（每天1顆）。
效果	因最大抑制脂肪吸收的效果只有30%（另外的70%還是會吸收！），所以仍需配合飲食控制和運動效果才會顯著，就本院減重個案來看，有經過營養師指導的服藥者，其減肥過程較順利。	服用後的效果差異性大，而副作用產生的情形也因人而異，有的人很「上火」、食慾減少顯著；而有的人卻毫無感覺，也就是沒什麼減肥效果。
給你的貼心建議	羅氏鮮是短效（需每次用餐時服用）而且只作用在消化道（局部）的減肥藥，安全性高，對於油脂攝取過量的人可以服用，但仍需搭配飲食控制和運動，減肥效果才會顯著。	諾美婷是長效的減肥藥（每天只需在早上服用一次）不需隨餐服用，使用上較方便，此外也不會有像羅氏鮮引起的排油便的尷尬情形，但因可能引起失眠、便秘、頭痛、血壓和心跳增加等副作用，服用前需經醫師審慎評估。

瘦身輔助食品小百科

　　部分食品因具減肥的功效，所以常常被利用成為減肥的處方，這些產品許多被做成類似藥丸的錠劑或膠囊，但因屬於食品級的產品，所以不限於藥局才買得到。

	甲殼素 （Chitosan）	澱粉抑制 （AMX）	天然檸檬酸 （ Hydroxy Citric Acid，HCA）
來源	由甲殼類精製而成的幾丁聚醣物質，化學上的結構類似纖維，故有「動物性纖維」之稱號。	由腎形豆分離出來的一種天然蛋白質成分。	由產在南亞的豆科藤黃屬羅望子果皮乾燥萃取的成分。
瘦身原理	藉由本身攜帶的陽離子與帶負電的脂肪結合，進而阻斷脂肪分解酵素的作用，讓一部分的脂肪（至多只有30％）不能被吸收而排出體外。另外有部份的人服用之後會有腹脹的感	可以阻斷澱粉酵素的作用，讓部分澱粉無法水解吸收。	1. 可以減少合成用脂肪所需的物質 Acetyl Coenzyme A的形成，進而減少脂肪的生合成。 2. 會促進身體中脂肪組織的氧化，進而加速脂肪的燃燒。

	覺，如此可間接影響其食慾而達到減肥的效果。		會讓身體傾向以肝醣（而非脂肪）來儲存多餘的熱量，因此血糖濃度可以維持較穩定的量，所以也較不容易有飢餓感。
可能產生的副作用	長期服用（3個月以上）可能有脂溶性維他命（A、D、E、K）吸收不良的情形，需補充之。另外也有人會出現便秘的情形。	尚不清楚。	空腹服用肚子可能會不舒服。
給你的貼心建議	有許多文獻指出，甲殼素可以增加免疫力、改善體質、幫助血脂肪控制，但仍需做更進一步的研究來證實。因其安全性高，並不反對服用，除非吃之後有嚴重腹脹、腹痛情形出現。仍需搭配	澱粉食用過量（如飯量大、愛吃大量麵食以及麵粉類製品）的人可以服用，但對於油脂攝取過量或是愛吃甜食（因為單醣或雙醣並非澱粉類）的人無效。若能少吃一些澱粉類食物，其所減少的	愛吃甜食的人可以服用此產品來減少多餘的能量轉變成脂肪囤積，但吃甜食的習慣還是需慢慢改掉，否則隨時有復胖的危機。

	飲食控制，否則減肥效果有限。	熱量會比你吞這些膠囊多的多，飲食控制才是上策！	
	綠茶錠	纖維錠	洋車前子纖維（飲料包）
來源	綠茶	蔬果、穀類、豆類之纖維	洋車前子
瘦身原理	綠茶抽出物含有酪胺酸酵素，會抑制脂肪酵素的作用進而影響脂肪的吸收，另外它也可以提高基礎代謝速率、增加身體熱量的消耗。此外抽出物尚含有咖啡因，也同樣具有提高基礎代謝速率、促進新陳代謝的作用。	吃後在胃中膨脹可增加飽足感、延緩胃排空，進而影響食慾、減少食量，此外也會影響營養素的吸收，並增加營養素的排泄。	含大量水溶性纖維，能吸水膨脹、具飽脹感，進而會影響食慾而減少了食量。

可能產生的副作用	無嚴重副作用	無嚴重副作用	無嚴重副作用
給你的貼心建議	綠茶除了有上述的減肥效果外，並含有豐富的維他命C，是很好的抗氧化劑。其實吃不吃綠茶錠倒不是那麼重要，但對於平時有喝飲料習慣的人，我是相當建議改喝綠茶（當然不要加糖），畢竟好處是相當的多！	纖維有吸附水分、增加糞便的量、促進腸蠕動、預防便秘、憩室炎、大腸癌等好處，但若能從新鮮的蔬果或全穀類等天然食物來攝取足夠的纖維質，一定比吃纖維錠好，畢竟天然食物除了提供纖維質外，還有許多植物性化學因子及酵素，都是纖維錠無法提供的。	根據文獻指出：洋車前子纖維若和羅氏鮮（合法的減肥藥）一起服用，可減少羅氏鮮引起的排油便、油漏的情形，另外水溶性纖維本來就有許多好處，所以不反對喝此纖維飲料，但如果在食用之後並沒有達到限制食量的效果，減肥依然會無效。
	啤酒酵母（鉻酵母）		
來源	由啤酒發酵而成的酵母。		

瘦身原理	含豐富的鉻,可幫助胰島素調節血糖使血糖穩定、促進葡萄糖的代謝,進而減少低血糖造成的飢餓感。另外也含有豐富的維生素B群,可協助脂肪的代謝,促進其燃燒消耗掉。		
可能產生的副作用	部份人對啤酒酵母會有過敏的現象(皮膚發紅、胸悶、喉頭發緊等),應停止服用。		
給你的貼心建議	啤酒酵母富含鉻和維生素B群且蛋白質含量豐富,是一營養價值高的食品,若無過敏現象可適量食用,但因其「磷質」含量高,所以不建議腎臟病患者或一歲以下嬰兒食用,以免影響體內「鈣磷的平衡」。		

你知道嗎？

代餐的效果因人而異

★不同的人對於瘦身機能食品或減肥藥的反應和效果差異性很大，對某些人有效的產品，對你就不一定有效，反之亦然，所以不要一昧聽信別人的成效，應以自己的反應為主。

★市售代餐有的也會加入瘦身機能食品，以提高其減肥效果。

3. 代餐的減肥效果

國內外關於代餐的研究非常多，就以下幾篇較具代表性的研究來看代餐的減肥效果。

1999年，Herwing等人的研究

將研究對象分成2組來減肥。一組自己計算熱量將熱量控制在 1200～1500卡，另一組利用代餐取代三餐中的二餐，將熱量控制在相同的範圍內，3個月後，計算熱量控制飲食的這一組平均減輕了1.3公斤，而利用代餐控制熱量的這一組人平均減輕7.1公斤。

★結論：利用代餐可以將熱量控制的很準確，其減重的效果比不用代餐並單靠自己飲食控制者會好很多。

接下來，這2 組人均用代餐來取代三餐中的一餐，2年後，減下來的體重不但沒有回升，而且每個月的體重平均還有些微下降的情形。

★結論：在體重維持期時，利用代餐可以讓減輕的體重不再回升，甚至還有緩慢下降的效果。

 ## 2001年，Judith等人的研究

將研究對象隨機分成3組來減肥。

第一組：在營養師的指導下，不使用代餐，自己計算熱量控制食物攝取份數

第二組：在營養師的指導下，利用代餐取代三餐中的二餐來控制熱量

第三組：由醫師介紹使用代餐（同樣是取代三餐中的二餐），但沒有營養師的指導

經過1年的研究發現：第一組和第三組的減肥效果差不多，平均減輕4%的體重，而第二組的減肥效果最好，平均減輕9%的體重。

★結論：由專業營養師指導如何利用代餐來減肥的效果，比單純只接受營養師教育但不使用代餐，或只用代餐減肥不經營養師指導的效果好很多，它們的效果可以相差一倍以上！

本院之體重控制門診的經驗

　　利用代餐減肥的比例占門診人數6成以上，而且逐漸增加中，顯見代餐減肥法在正確的指導下，普遍被減肥者接受。

　　而這些個案中，配合度佳者，第一個月的體重平均可以減輕5～8%，第二個月以後平均每個月可以減輕3～5%。在逐步達到減肥目標後，再教導個案如何維持減輕的體重，上完所有課程後才算結案。一個完整的減重計畫應包括適應期、積極減重期、維持期等階段。在積極減重期時，需慢慢地學會食物分類和熱量換算的技巧；在維持期時，需懂得如何維持體重以及在偶而的飲食失控之下學會彌補的技巧等。其實減肥非一蹴可及，任何一種不需技巧又能快速減肥的方法，都只會讓你一輩子籠罩在復胖的陰影之中。

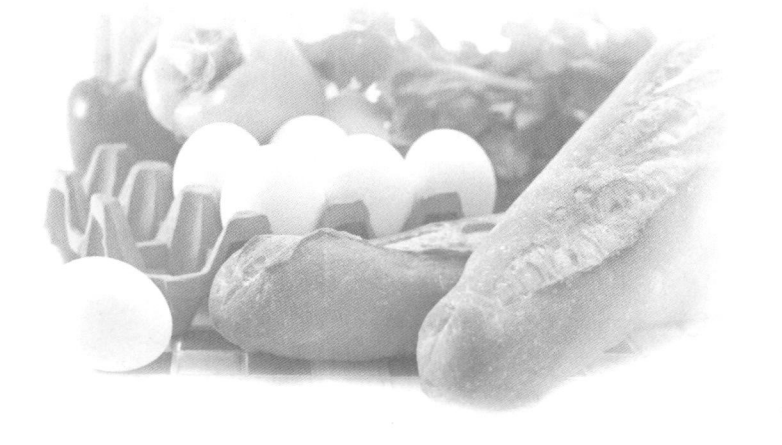

PART2　解讀代餐的成分密碼

　　一般人會以為「以代餐取代的這一餐就只能吃代餐而不可以吃其他的食物」，其實這個說法並不正確！在使用代餐前，你必須仔細地閱讀包裝上的標示，瞭解其成分後，才知道吃代餐的這一餐該不該搭配其他食物一起食用；而不吃代餐的其他餐該吃些什麼東西，如何才能夠攝取足夠的營養素並將熱量控制在適當的範圍中達到健康瘦身的目的。所謂「知己知彼，百戰百勝」，惟有充分地解讀代餐的成分密碼並正確的使用，才能讓你戰勝肥胖。

永遠搞不懂的營養標示？

　　很多人向我反應看不懂成分標示，或是有看沒有懂，當然這也要歸因於市售產品標示複雜、標示方法不一、沒有中文標示（只有英文標示）等原因。在不清不楚的狀況下，搞不清楚吃進去多少熱量、多少營養素、更甭提吃的對不對了。所以在使用代餐前，你一定要先瞭解它的成分，才能進入我教你的代餐減肥法喔！

1. 認識代餐的營養成分

　　食物的營養成分可以簡單的分成熱量來源營養素和非熱量來源營養素兩大類。

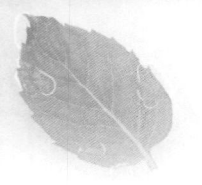

熱量來源營養素

就其字義來講是可以提供身體所需熱量的營養素，包括：醣類、脂肪、蛋白質三種營養素。一般營養學的熱量（Energy）單位為卡（Calorie，Kcal），實際上就是千卡或大卡，相當於物理學小卡的一千倍。醣類、蛋白質每公克可以產生4卡（大卡，千卡）；脂肪每公克可以產生9卡（大卡，千卡）。

醣類（也稱碳水化合物）

依其分子結構大小可以分成以下幾種：

單醣類：分子量最小，它包括了：葡萄糖、半乳糖、果醣。

雙醣類：由2個單醣結合而成的醣類，包括：蔗糖、乳糖、麥芽糖、砂糖、紅糖、黑糖。

寡醣類：由3～10個單醣結合而成的醣類。

多醣類：分子量最大，由許多單醣結合而成，包括：澱粉、糊精、纖維素等。

混合醣：單醣＋雙醣＋寡醣混合而成，包括：焦糖、蜂蜜、糖蜜、轉化糖。

糖漿類：其中包括：糖漿、轉化糖漿、玉米糖漿、甘蔗糖漿、楓糖漿、葡萄糖漿。

蛋白質

由氨基酸組成，包括：黃豆蛋白、酪蛋白等。

脂肪（或稱油脂）

植物油：花生油、可可油、香油、麻油、沙拉油（黃豆油）、玉米油。

動物油：奶油、乳脂肪、豬油。

混合油：酥油、烤酥油、白油。

其他油脂：油酸、魚油（Ω-3脂肪酸即ＤＨＡ、ＥＰＡ）。

你知道嗎？

認識脂肪酸

脂肪是由甘油和脂肪酸所構成，其中的脂肪酸因其結構的不同，分為飽和脂肪酸（SFA）和不飽和脂肪酸（USFA）兩種；而不飽和脂肪酸又可以分成單元不飽和脂肪酸（MUSFA）和多元不飽和脂肪酸（PUSFA）。不同的脂肪酸各有其優缺點，但就一般烹調用油來說，以富含單元不飽和脂肪酸的油脂最佳，其次是富含多元不飽和脂肪酸的油脂，但因其對熱不穩定，特別是多元不飽和脂肪酸，盡量不要用來高溫油炸食物，平時烹調用油可以輪著使用富含不飽和脂肪酸的這兩大類油脂。至於富含飽和脂肪酸的油脂（大部份是動物油），因容易導致心臟血管疾病，不建議當烹調用油長期食用。

脂肪酸比一比

脂肪酸種類介紹		油脂種類	對身體的影響	備　　　註
飽和脂肪酸		包括棕櫚油、椰子油、全脂奶、奶油、肉類、動物油。	升高血液中膽固醇、容易導致心臟血管疾病。	最不利於健康的油脂，但因較穩定，所以若需高溫油炸食物時，是較適合的油脂（但基於健康和體重的考量，油炸食物還是少吃為妙）。
不飽和脂肪酸	**單元不飽和脂肪酸**	堅果類、芝麻油、芥花油、橄欖油以及花生油。	有助於降低血液中的膽固醇、降低心臟血管疾病的危險性。	最有利健康，也是減肥時最被建議使用的油脂。
	多元不飽和脂肪酸	包括了：深海魚類、葵花油、玉米油、沙拉油、紅花子油以及 ω-3 脂肪酸。	有助於降低心臟血管疾病的危險性，但與某些癌症發生有關。	有利健康，但因高溫時不穩定，最好不要用來高溫油炸食物，以免產生致癌物質。有研究指出，在限制用油量的前提下，使用魚油（Ω-3脂肪酸）可以增加身體熱量的消耗、促進體內脂肪細胞的氧化而有助於體重減輕。

你知道嗎？

認識脂肪酸

　　不管什麼油1公克都是9大卡，產生的熱量都一樣，不會因為植物油或魚油較有易於健康，產生的熱量就較少，因此所有的油脂都需限量，否則只要攝取的熱量超過身體的需要，一樣會胖！

　　減肥時正確的用油觀念：在限量的條件下（即仍需遵守低油飲食的原則），盡量使用富含不飽和脂肪酸的油脂，並減少飽和脂肪酸油脂的攝取。

非熱量來源營養素

　　為調節身體生理機能所必須的物質，但不會產生熱量，包括維生素和礦物質。

　　維生素又稱維他命，以其可溶解的物質分成兩大類，脂溶性維生素和水溶性維生素。脂溶性維生素包括維生素A、D、E、K；水溶性維生素包括維生素C、維生素B1、B2、B6、B12、菸鹼酸、泛酸、類脂酸、生物素、葉酸、肌醇、膽鹼等。

　　礦物質主要有鈣、磷、鉀、硫、鈉、氯、鎂，除此之外，尚有身體需要量極少的礦物質或稱微量元素，包括：鐵、錳、銅、碘、鋅、鈷、氟、硒、鉬、鉻。

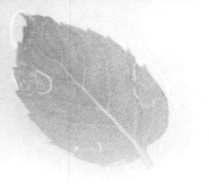

 營養素的食物來源及減肥時所扮演的角色

　　市售代餐為了強化其營養成分，有的會額外添加非熱量來源營養素，並將熱量來源營養素調整在一定的比例中，以達到低熱量、有利減肥的原則。其實不同的營養素都有其主要的食物來源，在體內也扮演著不同的角色和功能，若能熟悉這些，相信你會更有營養概念、更有助於食物的選擇喔！

營養素大搜密熱量來源營養素		
營　養　素	功　　　用	食　物　來　源
蛋白質 （Protein） 每公克可產生4大卡	1.建構和修補身體細胞及組織的主要材料。 2.調節生理機能。 3.供給熱量。	奶類、蛋、魚類、肉類、黃豆及其製品、五穀類。
減重時的角色		
減重時需攝取足夠的蛋白質，因為減重是處在熱量不足的狀況下，為了保持身體最佳狀況，避免造成大量肌肉流失，攝取足夠的蛋白質是很重要的。此外因蛋白質的產熱效應（DIT）比醣類和脂肪高，也就是蛋白質類食物吃進去後消化它需消耗較多的熱量，所以一般人認為的「吃肉容易發胖」的觀念並不完全正確，除非是攝取含油量高的肥肉（是脂肪而非蛋白質），或吃進去超過建議量甚多的蛋白質類食		

物，造成熱量攝取過多才會發胖，所以囉！減重時一定要照建議量攝取足夠的蛋白質類食物，完全不吃肉類只吃蔬果的減肥法是行不通的，因為在這種情形之下，就算體重有減輕，也可能減到較多的肌肉而非脂肪，且長期下來會使身體的抵抗力、免疫力變差，並可能出現掉頭髮、虛弱、貧血等副作用。

營養素	功　用	食　物　來　源
脂肪 （Fat） 每公克可產生9大卡	1. 供給熱量。 2. 幫助脂溶性維生素的吸收和利用。	烹調用油（如沙拉油、花生油、橄欖油、葵花油等）、豬油、牛油、奶油、人造油、麻油、肥肉、皮。

減重時的角色

減肥時一定要限制脂肪（油脂）的攝取，脂肪每公克可以產生9大卡，相較於蛋白質和醣類（每公克產生4大卡），是較豐富熱量來源的營養素。一般富含脂肪的食物會較美味進而促進食慾，所以容易吃過量，舉例來說：控肉飯可能很快就吃完一碗，但若換成不加肉臊的白飯，或許吃不到半碗就不想吃了，因此減肥時，口味要盡量清淡並堅守少油的原則，減肥速度才會快。

營養素	功　用	食　物　來　源
醣類 （Carbohydrate,CHO） 每公克可產生4大卡	1. 供給熱量。 2. 足夠的醣類攝取可以減少體內蛋白質消耗轉化成熱量，讓蛋白質盡量被利用為組織的建造及修補，來維持身體的機能，換言之，醣類有節省蛋白質被當成熱量來源消耗掉的功能。 3. 幫助脂質在體內的代謝。	五穀類（米飯、麵條、饅頭、玉米、馬鈴薯、蕃薯、山藥、薏仁、蓮子、綠豆、紅豆等）、水果類、甜味劑（方糖、蔗糖、果糖、蜂蜜、冰糖等）。

減重時的角色

減重時至少每日要攝取100公克的醣類（澱粉類），不能夠完全不吃，但也絕對不可貪吃，否則減重速度會較慢。醣類是最容易轉化成熱量的營養素，所以只要多吃就容易發胖，另外醣類食物容易使血糖升高並刺激胰島素分泌，而胰島素是一種刺激脂肪合成的荷爾蒙，所以醣類食物也容易促進體內脂肪的合成，但這也不代表需禁食醣類食物，因為體內在醣類嚴重不足下會以脂肪和蛋白質來作為熱量的來源，如此體內熱量代謝途徑會改變，並產生大量的酮體（可用尿酮試紙檢測得知），形成酮酸中毒而危害健康，所以任何低於100公克/日醣類的飲食均不能長期食用。

非熱量來源營養素－礦物質（mineral）

　　礦物質約占人體全部體重5%，其中大部份存在骨骼中。存在人體中的礦物質約有二十多種，其中有七種在人體中含量多、需要量也大，包括：鈣、磷、鈉、鉀、鎂、硫、氯，另外如：鐵、銅、錳、碘、鋅、鈷、鉬……等，含量少、需要量也較少。

礦物質的功用：

1. 構成身體細胞及組織的原料，如：構成骨骼、牙齒、血球、神經、肌肉的主要成分。
2. 調節生理機能，如：維持體內的酸鹼平衡、神經的傳導及感應、肌肉的收縮、滲透壓的調節、體內酵素功能的調節。

營養素	功用	食物來源	缺乏症狀
鈉 （Sodium, Na）	細胞外的重要陽離子，可以維持體內水分、滲透壓及酸鹼平衡。	鹽、味精、調味料、含鹽加工品（如：乳酪、鹹魚、泡菜、蔭瓜、鹹蛋、某些罐頭食品）、海產食物。另外餅乾和麵包含鈉量也高。	1. 通常發生於腎臟病、嚴重營養不良、嚴重嘔吐、腹瀉等患者，排汗過多也可能會有缺乏情形。 2. 缺乏時會有噁心、腹部及腿部抽筋、疲倦、體內酸鹼不平衡等症狀。

鉀 （Potassium,K）	細胞內重要陽離子，可以和細胞外的鈉共同維持體內水分、滲透壓及酸鹼平衡。	瘦肉、內臟類、蔬菜、水果、五穀類。	1.通常發生於腎臟病、嚴重營養不良、嚴重嘔吐、腹瀉、長期靜脈注射者。 2.缺乏時會影響心臟肌肉收縮，並造成心肌薄弱而擴大。
鈣 （Calcium,Ca）	1. 是構成牙齒和骨骼的主要成分。 2. 可以幫助血液凝固。 3. 維持心臟及肌肉的正常收縮。 4. 維持正常的神經感應。 5. 可以活化體內酵素。	奶類、小魚乾、起司、深綠色蔬菜、蛤、牡蠣、黃豆及其製品。	軟骨症、骨質疏鬆、抽筋、牙齒損壞脫落。
磷 （Phosphorus,P）	1. 構成牙齒和骨骼的基本要素。 2. 幫助脂肪、醣類和蛋白質的代謝。	包括：肉類、魚類、全穀類、牛奶、蛋黃。	1.不常見，通常發生於早產兒或腎臟病、嚴重營養不良、嚴重嘔吐、腹瀉、酒精中毒、長期靜脈

	3. 調節體內的酸鹼平衡。 4. 合成細胞核蛋白的主要成分。		注射未進食者。 2.缺乏時會有骨骼鈣化異常、食慾減低、衰弱、肌肉顫抖等症狀。
鐵 （Iron,Fe）	1. 為血紅素的主要成分。 2. 是體內部份酵素的組成元素。 3. 其他功用，如：體內抗體的行成、結蒂組織的形成、藥物的解毒作用……等。	1. 肉類中紅色越深者含鐵越多，如牛肉比雞肉多。 2. 蛋黃和內臟類，如肝、腎等等。 3. 例如：深綠色蔬菜、全穀類等等。	小血球性貧血。
鎂 （Magnesium,Mg）	1. 也是構成骨骼的主要成分之一。 2. 促進醣類、脂肪代謝時，酵素的活性。 3. 維持正常的神經傳導和肌肉收縮。	包括：五穀類、堅果類、瘦肉、綠葉蔬菜、奶類、豆莢。	1.不常見，通常發生於腎臟病、嚴重營養不良、嚴重嘔吐、腹瀉、酒精中毒、肝硬化、長期靜脈注射未進食者。 2.缺乏症狀，包括：肌肉顫抖、疼痛、抽筋（和

			鈣缺乏類似)、神情呆滯、引起心臟血管疾病,如心律不整等。
銅 (Copper,Cu)	和血紅素的形成有關,可幫助鐵的吸收和運送。	內臟類、瘦肉、蛤、堅果類。	不常見,缺乏症狀和鐵一樣(小血球性貧血)。
碘 (Iodine,I)	是甲狀腺激素的主要成分,可以調整細胞的氧化作用及體內新陳代謝速率。	包括:海產類、海藻類。	甲狀腺腫大。

非熱量來源營養素—維生素（Vitamin）

　　維生素又稱為維他命,可依其溶解度分成脂溶性維生素（可溶於脂肪）和水溶性維生素（可溶於水）。大多數的維生素是人體無法製造的,需從食物來攝取,其在人體的作用,就像的機器中的潤滑油一樣,雖不能產生熱量,但為人體所必需,是不能缺乏的。

脂溶性維生素:包括維生素A、D、E、K。

水溶性維生素:包括維生素C、維生素B_1、B_2、B_6、B_{12}、菸鹼酸、泛酸、類脂酸、生物素、葉酸、肌醇、膽鹼等。

脂溶性維生素	維生素A （Vitamin A）
功用	1. 維持在微弱燈光下正常視力。 2. 保護皮膚及黏膜細胞（如呼吸道、消化道、生殖道等）不易被細菌侵害。 3. 促進牙齒和骨骼的正常生長。
食物來源	深綠色和黃紅色的蔬果（如菠菜、青江菜、紅蘿蔔、蕃茄、木瓜、芒果等）、紅蕃薯、肝、魚肝油、蛋黃、牛奶、奶油等。
缺乏症狀	皮膚乾燥脫屑、青春痘、毛囊角化（皮膚呈一顆顆突起，類似雞皮疙瘩）、夜盲症（由光亮處走進黑暗處看不清楚）、乾眼症（淚腺分泌減少）。
脂溶性維生素	維生素D （Vitamin D）
功用	1. 調節血液中鈣、磷濃度，協助其吸收利用。 2. 幫助骨骼和牙齒的正常發育。
食物來源	肝、魚肝油、蛋黃、奶油等。人體皮膚經日光照射也可以製造維生素D。
缺乏症狀	佝僂病、骨軟化症、抽筋等（和鈣缺乏類似）。

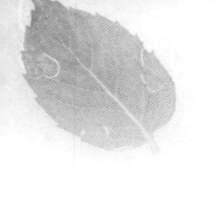

脂溶性維生素	維生素E （Vitamin E）
功用	1. 很好的抗氧化劑，可以減少維生素A和脂肪的氧化。 2. 維持正常的生殖機能。 3. 防止溶血性貧血。
食物來源	小麥胚芽油、植物油、綠葉蔬菜、堅果類、蛋黃、全穀類。
缺乏症狀	新生兒缺乏會產生溶血性貧血，而成人較少因缺維生素E而貧血。
脂溶性維生素	維生素K （Vitamin K）
功用	為肝臟合成凝血元素所必需物質，可以促進血液的凝固。
食物來源	綠葉蔬菜是最好的來源，另外人類腸道的細菌可以自行合成和製造。
缺乏症狀	健康人不易有缺乏症，通常是吃大量的抗生素殺死腸細菌，或有嚴重的肝臟疾病、肝硬化時才會發生，缺乏症狀為血液不易凝固。

水溶性維生素	維生素B$_1$ （Thiamin）
功用	1. 預防腳氣病和末梢多發性神經炎。 2. 促進胃腸蠕動和食慾。 3. 身體能量代謝的重要輔助因子。
食物來源	胚芽米、全穀類、肝、豆類、酵母、瘦豬肉。
缺乏症狀	腳氣病、足垂症、心臟血管系統異常、食慾不振、便秘等。
水溶性維生素	維生素B$_2$ （Riboflavin）
功用	1. 輔助細胞的氧化還原作用。 2. 防治眼睛充血及嘴角破裂。
食物來源	內臟類、豆類、酵母、肉類、綠葉蔬菜、牛奶（最好的來源）等。
缺乏症狀	口角炎、舌炎、眼角膜充血畏光、脂溢性皮膚炎（鼻兩側有白色脂肪分泌物）。
水溶性維生素	菸鹼酸 （Niacin）
功用	1. 參與體內醣類（碳水化合物）的代謝。 2. 促進皮膚及神經系統的健康。

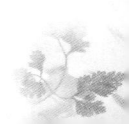

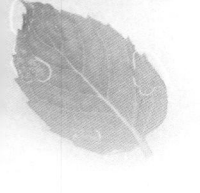

食物來源	瘦肉、魚類、肝、腎、酵母、牛奶、黃豆、乾豆類、胚芽米、糙米等。
缺乏症狀	腹瀉、皮膚炎、腦部受損、白痴等。
水溶性維生素	葉酸 （Folic acid）
功用	1. 幫助血液形成可防治惡性貧血。 2. 促進核酸及核蛋白的合成。
食物來源	綠葉蔬菜、肝、腎、酵母。
缺乏症狀	惡性貧血（巨球性貧血）、舌炎、神經炎、胃酸分泌不足等。
水溶性維生素	維生素B_{12} （Cobalamin）
功用	1. 促進核酸的形成。 2. 參與脂質和醣類的代謝。 3. 可治療惡性貧血病症。
食物來源	幾乎全部存在動物性食物中，如肉類、肝、腎、牛奶、蛋等，所以素食者較容易缺乏。人體腸道細菌亦可合成，但因大部份在大腸合成，所以吸收量不是很多。

缺乏症狀	惡性貧血（巨球性貧血）、舌炎、神經炎、胃酸分泌不足等（類似葉酸缺乏症狀）。
水溶性維生素	維生素C （Ascorbic acid）
功用	1. 幫助傷口癒合。 2. 促進細胞間質——膠原蛋白的形成，使細胞保持良好狀態。 3. 增加身體抵抗力。
食物來源	深綠色蔬菜、水果（如番石榴、柑橘類、番茄、檸檬、柚子等）。
缺乏症狀	壞血病、牙齦發炎、點狀皮下出血。

你知道嗎？

維生素B群的重要性

　　由上表可知維生素B群（B_1、B_2、B_6、B_{12}、菸鹼酸等）為身體的能量以及營養素代謝必須的營養素，並且可以刺激新陳代謝，減肥時一定要攝取足夠的維生素B群，而維生素B群豐富的食物來源有：全穀類、酵母、瘦肉、牛奶等，這也是減肥中建議盡量以糙米取代白米、要均衡攝取各類食物、某些瘦身食品強調添加酵母的原因之一。

2. 認識營養標示

 ### 代餐的營養標示

　　通常以「每包」的營養成分分析來呈現，不過也有以「每份」來表示的，至於每份的含量通常也是指一包的含量，但有的代餐會建議一餐吃2包，它的一份含量有可能是指2包。

範例一：

1.熱量單位為卡（千卡或大卡），相當於物理學小卡的一千倍。卡數越多代表產生的熱量越多，若每日吃進去的熱量大於身體所需的熱量便會發胖喔！

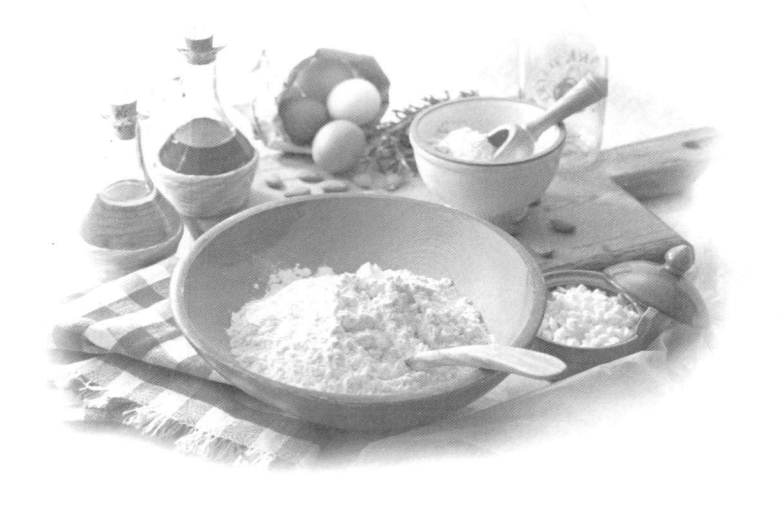

2.醣類、蛋白質每公克可以產生4大卡；而脂肪每公克則可以產生9大卡。依此可以計算此代餐的熱量為：

蛋白質（1公克）	× 4大卡	
脂肪 （2公克）	× 9大卡	→共64大卡
碳水化合物（14公克）	× 4大卡	

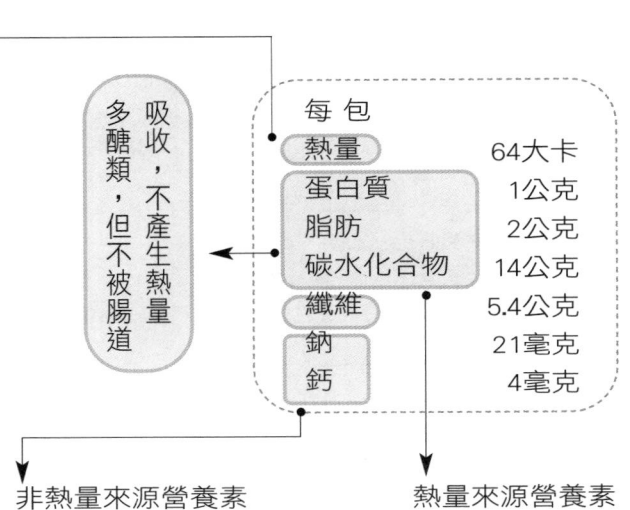

吸收，不產生熱量多醣類，但不被腸道

每 包	
熱量	64大卡
蛋白質	1公克
脂肪	2公克
碳水化合物	14公克
纖維	5.4公克
鈉	21毫克
鈣	4毫克

非熱量來源營養素

1. 為調節生理機能所必須的物質，但不能產生熱量，包括了：維他命、礦物質和水。
2. 必須依建議量攝取，否則會導致一些疾病的產生，另外部份非熱量來源營養素和身體能量代謝有關，減肥時一定要攝取足夠。

熱量來源營養素

可以產生熱量的營養素，包括：醣類（碳水化合物）、脂肪、蛋白質。

範例二：

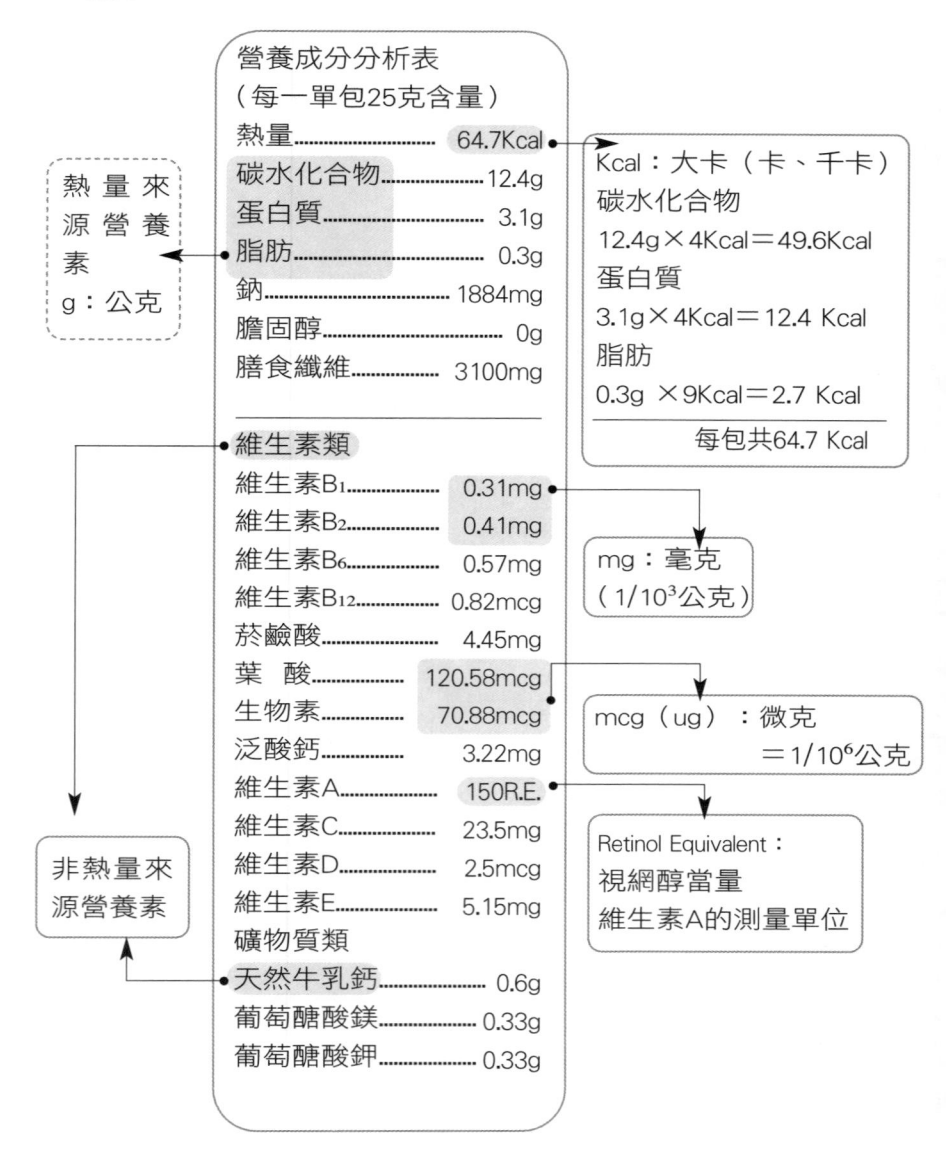

營養成分分析表
（每一單包25克含量）
熱量........................64.7Kcal
碳水化合物....................12.4g
蛋白質.........................3.1g
脂肪...........................0.3g
鈉..........................1884mg
膽固醇............................0g
膳食纖維....................3100mg

維生素類
維生素B1....................0.31mg
維生素B2....................0.41mg
維生素B6....................0.57mg
維生素B12...................0.82mcg
菸鹼酸......................4.45mg
葉　酸....................120.58mcg
生物素.....................70.88mcg
泛酸鈣......................3.22mg
維生素A......................150R.E.
維生素C......................23.5mg
維生素D......................2.5mcg
維生素E......................5.15mg
礦物質類
天然牛乳鈣....................0.6g
葡萄醣酸鎂...................0.33g
葡萄醣酸鉀...................0.33g

熱 量 來 源 營 養 素
g：公克

非熱量來源營養素

Kcal：大卡（卡、千卡）
碳水化合物
12.4g×4Kcal＝49.6Kcal
蛋白質
3.1g×4Kcal＝12.4 Kcal
脂肪
0.3g ×9Kcal＝2.7 Kcal
　　　　每包共64.7 Kcal

mg：毫克
（1/10³公克）

mcg（ug）：微克
　　　　＝1/10⁶公克

Retinol Equivalent：
視網醇當量
維生素A的測量單位

一般食品的營養標示

可以分成以下幾種標示方法，在閱讀食品的營養成分分析時，一定要先看清它是根據何種基準，才能正確判斷自己吃下去的食物中含有多少營養素。

★每100公克中營養素含量
★每份食品中營養素含量

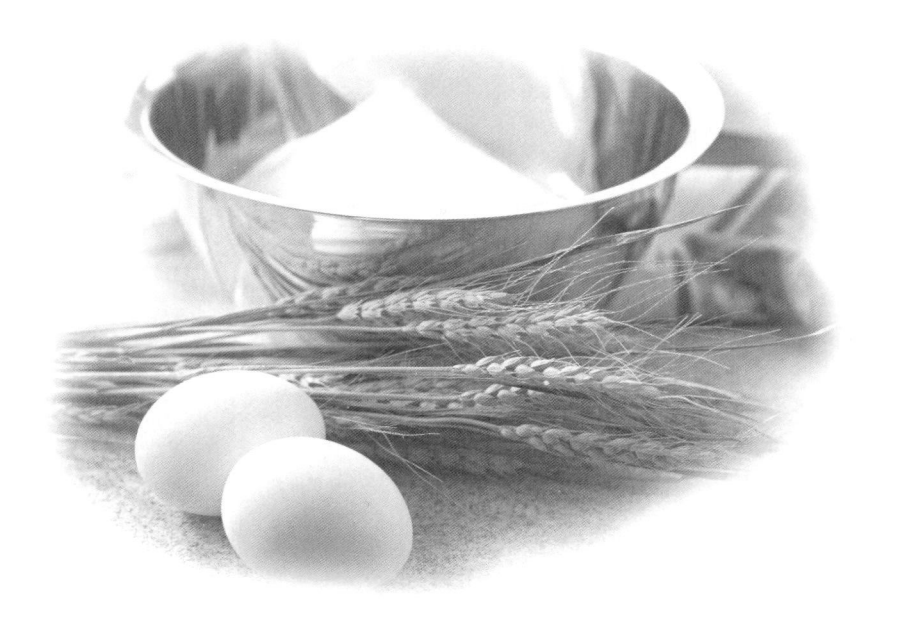

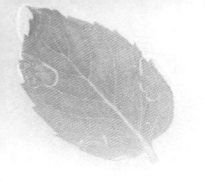

　　至於「每份」的份量則由廠商根據其產品自訂，通常採用一次消費份量為準，例如，以每小包裝為一份來標示，若每小包裝內含5小片餅乾，則其營養標示為每份（5小片餅乾）的營養成分標示。

　　★以2000大卡各營養素的建議攝取量為基準，比較每一份食品中所含的營養素佔此建議量的百分比

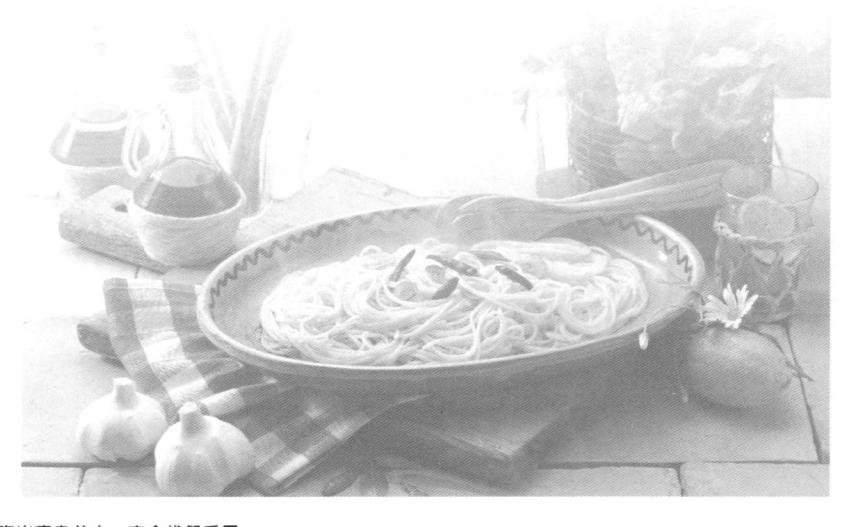

範例一：

醣類、蛋白質每公克可以產生4大卡；脂肪每公克產生9大卡

依此計算出下列產品100公克的熱量為：

蛋白質（3.1公克）　　　×　4大卡

脂肪（3.5公克）　　　　　　×　9大卡　　→　共63大卡

碳水化合物（4.8公克）×　4大卡

因整包的總重為236公克，所以如果整包吃完，吃進去的熱量為：

236 ÷ 100×63　　　→　共149大卡

每 100公克	
熱量	63大卡
蛋白質	3.1公克
脂肪	3.5公克
碳水化合物	4.8公克
鈉	40毫克
鈣	167毫克

總重：236公克

→ 熱量來源營養素

非熱量來源營養素

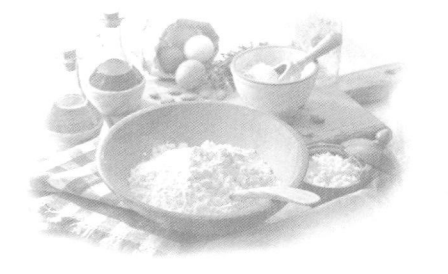

範例二：

Nuriti o n Facts

Serving Size 4 Pieces（15g）
Servings Per Container About 7

Amount Per Serving

Calories167   Calories from Fat 22.5

                                                    % Daily Value

Total Fat 2.5g	4%
Saturated Fat 1g	5%
Polyunsaturated Fat 0g	
Monounsaturated Fat 0g	
Cholesterol 0mg	0%
Sodium 0mg	0%
Total Carbohydrate 35g	12%
Dietary Fiber 2g	8%
Sugars 0g	
Protein 1g	

| Vitamin A 0% | Vitamin C 0% |
| Calcium 0% | Iron 0% |

Percent Daily values are based on a 2000
Calorie diet. Your daily values may be higher
or lower depending on your calorie needs：

	Calories：	2000	2500
Total Fat	Less than	65g	80g
Sat Fat	Less than	20g	25g
Cholesterol	Less than	300mg	300mg
Sodium	Less than	2400mg	2400mg
Total Carbohydrate		300g	375g
Dietary Fiber		25g	30g

Calories per gram：
Fat 9 Carbohydrates 4 Protein 4

每份為4片（15公克），本包裝共含7份（即本產品共有28片；105公克）。

每份（4片）的熱量為167大卡；由脂肪提供的熱量為22.5大卡。

飽和脂肪酸。
多元不飽和脂肪酸。
單元不飽和脂肪酸。

每份含有脂肪2.5公克；碳水化合物35公克；蛋白質1公克，熱量共為167大卡。因此產品共含7份，所以整包吃完的熱量為7×167＝1169大卡。

％ Daily Value為佔2000大卡各營養素建議量的百分比。例如此產品每份（4片）含碳水化合物35公克，占2000大卡飲食中的碳水化合物建議攝取量300公克的12％（35÷300＝12％）。

PART 3	如何使用代餐來減肥

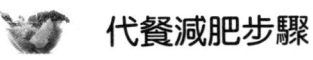 **代餐減肥步驟**

成功的使用代餐減肥，需包括的步驟：

★步驟一：
選擇口味、價格等可以接受的代餐種類

★步驟二：
以均衡營養為原則需均衡的攝取六大類食物。

★步驟三：
將代餐設計到減重飲食中，並達到熱量限制的目的。

熱量控制該注意的問題：
● 將熱量限制在合理的範圍內以自己可以達到的飲食控制程度為準
● 每天至少攝取1000大卡

使用代餐該思考的問題：
● 自己期望的減重速度為何？
● 代餐該取代那一餐？
● 每天該取代幾餐？
● 使用代餐的當餐該如何吃？
● 不吃代餐的其他餐該如何吃？

★步驟四：
將代餐換為一般飲食，並學會維持體重的技巧。
● 隨時監控自己的體重
● 在體重稍微回升或吃大餐後知道如何將體重再控制回來

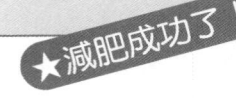 ★減肥成功了！

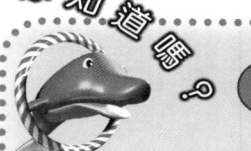

你知道嗎

不吃代餐也不復胖的祕訣

記住！一定要知道不吃代餐時如何換回一般的食物，並學會維持體重的技巧，整個減重過程才算結束，否則在未完成整個減重計畫之下，體重隨時有可能回升喔！

1. 選擇口感好、價格合理、方便食用的代餐

可能的話，在購買代餐前最好先試吃它的口味，能夠接受才購買。在價格的部份，基本上，若每餐代餐所花費的金額和你吃一般飲食的價格差不多或是更低，當然就不會有額外的經濟負擔，反之若超出甚多，則應該考慮本身的經濟狀況或是使用此代餐的必要性了！

就筆者體重控制營養門診的經驗來看，可以將市售代餐的供應形態歸納成三類：

供應型態	①粉末狀	②粉末狀但加有麥片等固型物	③條狀的餅乾
食用方法	需沖泡。沖泡後成黏稠的液體，用喝的。	需沖泡。沖泡後成麥粥狀，可咀嚼。	不需沖泡，可直接吃。

口味	甜的	鹹的	甜的	鹹的	無調味（原味）	一般為甜的
	★★	★★	★★★	★★★★	★★	★★★★
口感接受指數	無咀嚼感，又因富含纖維，致使沖調後成黏稠狀，接受指數較低些。		有咀嚼感，接受度較好。但無調味（原味）的產品，因平淡無味，接受度比甜、鹹的口味差些。			像吃餅乾一樣，一般人接受度還不錯，但不習慣吃甜的人，接受度可能差些。
方便性指數	★★★		★★★			★★★★★
	須沖泡		須沖泡靜置約3分鐘讓麥片充分吸水後再食用。無調味（原味）的口感較差，建議可加些煮熟的蔬菜或搭配小菜來食用以提高接受度，但如此方便性就會打折。			拆封後可直接食用，方便性較高。
價格	◆直銷通路的代餐價格通常會較高。 ◆有添加瘦身機能食品或強化產品中維他命、礦物質含量的代餐價格會較高。					

2. 以均衡營養為基礎，要瘦身不要傷身

這是所有減重飲食的必要條件。

就日常所吃的食物種類可以綜合分成六大類，如果每天都能攝取到六大類食物，並且每一類食物的攝取量均能依建議量來吃，這樣便可以維持身體每日所需的營養並保持最佳的健康狀況，這就是所謂的「均衡營養」的減重飲食觀念。

除了知道食物的分類以外，你也要知道各類食物富含的營養素，這樣才可以判斷那些食物容易發胖、那些較不易發胖喔！

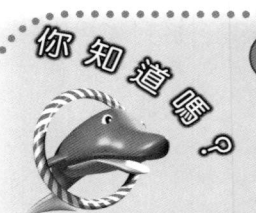

食物的發胖指數

記住！富含醣類或脂肪的食物是較容易發胖，而富含蛋白質或維生素、礦物質的食物是較不會發胖的喔！

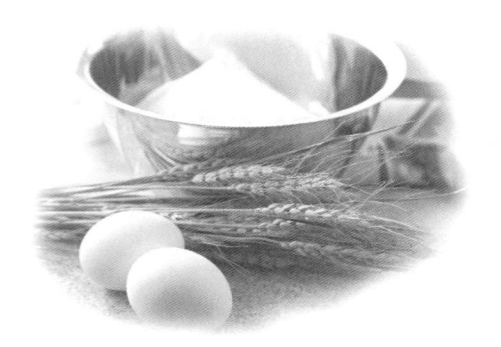

以下是你一定要知道的食物分類：

第1類（蛋白質類食物）

食物種類	奶類如：牛奶、優酪乳等。
主要含有的營養素	蛋白質、醣類。
成人每日建議量	每日240～480c.c.。
減肥時的建議	照建議量喝。 ★喝低脂、脫脂或加代糖的產品，不可喝全脂奶。
發胖指數	☹ ☹

第2類（澱粉類食物）

食物種類	主食類（五穀根莖澱粉類），如：米飯、麵包、麵、餅乾、綠豆、紅豆、玉米、山藥、地瓜、蓮子、薏仁、栗子、菱角、馬鈴薯等。
主要含有的營養素	醣類 （但部分加工產品除醣類外還含有大量脂肪，如：麵包、泡麵、餅乾、蠶豆、燒餅等）。
成人每日建議量	每餐1～2碗飯。
減肥時	要吃得比建議量少。

的　建　議	★容易發胖的食物，不能貪吃，但也不可以完全不吃，最基本的醣類攝取量為每天100公克，再扣除水果、牛奶、蔬菜的醣量後，每天至少約需吃八分滿的飯，當然不只是飯，其他所有主食類食物有吃到都要算。 ★含大量油脂的澱粉類食物少吃。
發　胖　指　數	☹ ☹ ☹ ☹

第3類（蛋白質類食物）

食　物　種　類	蛋、豆（黃豆製品）、魚、肉類（豬、雞、鴨、牛、羊等）。
主要含有的營　養　素	蛋白質、脂肪。
成人每日建議　　　量	★每日4個單位（約4兩肉）。 ★每個單位的量可參考第65頁。
減　肥　時的　建　議	照建議量吃，或稍多些（每日4～6個單位）。 ★選擇油脂少的白肉（海產類、雞、鴨等）或瘦肉（如里肌肉等）。 ★減重時一定要吃夠的食物，否則蛋白質不夠之下，容易有掉頭髮、體質變差、肌肉流失等嚴重的問題，但一定要選擇瘦肉喔！否則吃進去的大部分是脂肪而不是我強調的蛋白質了。
發　胖　指　數	☹ ☹ ☹

第4類	
食 物 種 類	蔬菜類。
主要含有的營 養 素	維生素、礦物質。
成人每日建議 量	每日一碗半。
減 肥 時的 建 議	可以吃得比建議量多。 ★減重時唯一可以多吃的食物，但要注意烹調時的用油量，否則會伴隨吃進去許多油脂，減肥一樣會失利喔！
發 胖 指 數	☹
第5類	
食 物 種 類	水果類。
主要含有的營 養 素	醣類、維生素、礦物質。
成人每日建議 量	每日拳頭大的水果2個（120大卡）。
減 肥 時的 建 議	照建議量吃，或稍多些（每日2～4個單位）。 ★通常依建議量吃：每日120大卡的水果（約2個單位，可參考第67頁），而喜歡吃水果者，可酌

	量增加至每日240大卡（4個單位）。 注意，水果含醣量高，多吃也會胖！
發 胖 指 數	☹ ☹ ☹
第6類	
食 物 種 類	油脂類，如：烹調用油、肥肉、乾果類（花生、瓜子、腰果、杏仁果等）、奶油、奶精等。
主要含有的 營 養 素	脂肪。
成人每日建 議 量	每日2～3湯匙。
減 肥 時 的 建 議	要吃得比建議量少。 ★熱量高容易破壞減肥計畫，少吃。
發胖指數	☹ ☹ ☹ ☹ ☹

你知道嗎？

更健康的減肥原則

　　使用代餐減肥時，也要符合均衡營養的原則，每日的飲食仍需包括上述六大類食物，只不過是以代餐取代部分的食物，並照上述減肥時的建議去調整攝食量。至於代餐該取代多少食物？該如何搭配其他食物食用？不同的代餐成分不盡相同，到底可以取代多少的食物？之後再讓我慢慢告訴你。

減肥時，要注意的一般原則

你每天吃的食物是不是包含了六大類食物呢？發胖指數高的食物有沒有節制？發胖指數低的食物吃得夠不夠？下面是減肥時要注意的事，不妨檢查一下吧！

★　每天至少一碗半的蔬菜。

★　每天2～4個單位的水果。

★　盡量以未精製的全穀類取代白米飯。

★　每天至少喝2000c.c.的水。

★　每天攝取約240～480c.c.的低脂或脫脂奶製品。

★　選擇脂肪含量少的蛋白質類食物。

★　每週至少吃2次魚（基於健康的考量，在限量的範圍內要以魚類取代部分的肉類）

★　限制含鹽量高的食物和加工品（其實所有調味料都要節制點，因為口味太重、鹽量攝取過多，會造成體內水分滯留，體重是減不下來的喔！）

3. 落實代餐於減重飲食中，輕鬆控制熱量

曾經碰過一些減肥的朋友向我表示，試過代餐減肥但是沒有效，但在詳細地詢問之下才知道，他們以為吃了代餐就會瘦，就像一般的感冒咳嗽一樣，吃了藥之後，病就會痊癒；在吃代餐後，他們三餐照吃，並未取代任何的日常飲食，熱量攝取未因吃代餐而減少，所有的改變只是「多吃了代餐」，這樣子體重是不會減輕的。其實我一再強調代餐是幫忙減少熱量攝取的一種工具，它可以減少自行

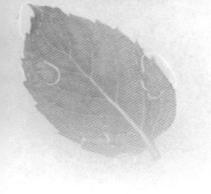

選食時熱量估算錯誤的困擾，若使用時沒有達到減少熱量攝取的目的，當然就會無效，所以要有效的達到代餐減肥的效果，一定要在熱量限制的前提下才有可能辦到。

 減重餐依熱量限制可以分成那幾種？

減重飲食	**中等低熱量餐** （**Moderate Hypocaloric Diet**）
飲食內容	1200大卡以上。
效果評估	較溫和且不傷身的減重飲食。攝取的熱量要比每日的需要量少500〜1000大卡，一週約可減輕0.5〜1公斤。
給你的建議	輕度工作的男性每日約需2000〜2200大卡，女性每日約需1700〜1800大卡，依此減去500大卡，男性的減重餐每日約1500大卡；女性約1200大卡左右。
推薦指數	★★★★★ （營養師常設計使用的減重餐）
減重飲食	**低熱量餐（LCDs）** （**Low-Calorie Diets**）

飲食內容	800〜1200大卡。
效果評估	減重速度理論上比中等低熱量餐快些。
給你的建議	1000大卡以上的減重餐較不影響健康，因此盡量讓熱量攝取在1000大卡以上。1000大卡以下的減重餐需補充綜合維他命和礦物質。
推薦指數	★★★★
減重飲食	**極低熱量餐（VLCDs）** **（Very-Low-Calorie Diets）**
飲食內容	800大卡以下，通常不超過600大卡。
效果評估	平均每週可減輕約2公斤，12週約可減輕20公斤，但是復胖率極高，長期的減肥效果不佳。
給你的建議	需補充綜合維他命和礦物質。不能長期使用此餐，至多3個月。注意可能有身體衰弱、皮膚乾燥、掉頭髮、便秘、月經不正常、怕冷等副作用，甚至引發痛風、膽結石、心臟病的危險。雖然此飲食的短期效果佳，但是長期的腹胖率極高，除非在醫護人員監督下且急需快速減重者，才會短期採用此飲食。
推薦指數	★（只能短期採用，市面上流傳具顯著效果的蔬菜湯菜單即屬於此）

減重飲食	**PSMF餐** （**Protein-Sparing Modified Fast**）
飲食內容	800～1000大卡，屬於LCDs的一種，但蛋白質含量要高（每公斤體重1.2～2公克），醣類攝取每日約限制在40～80公克左右，是一種生酮飲食（Ketogenic Diet），即尿液會有酮體產生，可用尿酮試紙檢測得知。
效果評估	同LCDs的減重速度，或更快些。
給你的建議	需補充綜合維他命和礦物質，並監測尿酮反應。一定要喝足夠的水（每日2000c.c.以上）。
推薦指數	★★★

你知道嗎？

什麼是生酮飲食（Ketogenic Diet）

醣類（碳水化合物）是體內優先拿來燃燒產生熱量的原料，當身體攝取的醣類不夠時，體內只好利用蛋白質和脂肪來燃燒產生熱量，此時的代謝途徑有異於正常的代謝途徑（醣類燃燒的途徑），會產生酮體（Ketone Body），酮體的排除會帶走許多水分，若產生的酮體太多便會有脫水和酸中毒的危險，為了監測酮體的產生，可用尿酮試紙來檢測尿液中的酮體量（一般藥房可以買得到此試紙），若尿酮在一個＋以內（小於15mg/dl），此數值體內還能接受，若兩個＋＋以上，便要注意是不是醣類（碳水化合物）限制太嚴格了？熱量太低減重速度太快？水分喝的不夠？等問題，需再調整飲食攝取，以免危害健康。

我該攝取多少熱量？

在知道減肥餐可依熱量分成那幾類後，那到底自己該攝取多少卡的減肥餐呢？

幾個考量點提醒你：

★ **熱量要在1000大卡以上**

★ **原則上需比原來攝取的熱量少500～1000大卡**

實際上該攝取多少熱量，得看原來的進食情況而定，假設你原本的攝取量都在2500以上，若依減少500～1000大卡的原則來計算，你的熱量若能控制在1500～2000大卡間，理論上會有預期的減重效果（每週減輕0.5～1公斤），但畢竟這也只是理論而已，每個人的消化吸收速率不同、年齡、活動量也不一樣，所以儘管攝取相同的熱量，不同人也會有不同的減肥成績，但可以確定的是：越認真累計熱量差距的人，減重效果一定越好，而對於沒有毅力、三天打魚二天曬網的人，有可能努力了一、二天卻又在第三天破功，如此反反覆覆，便永遠無法累計熱量差距，體重就會減不下來了。

★ **需考慮自己對減重菜單的適應性和耐受度**

就拿剛剛的例子來說，雖然建議的減重菜單熱量為1500～2000大卡，但是如果你一時間無法適應這樣的減重菜單，只能控制在2000～ 2500大卡間，當然也無可厚非，只不過減重速度會較慢些，可等你慢慢適應後再攝取較低的熱量；反過來說，若你是自制力強的人，一開始就可以

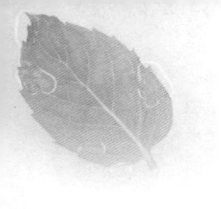

將熱量控制在1000～1500大卡間，而且適應得很好，減重效果有可能比預期的每週減輕0.5～1公斤好，當然這也無所謂，只要不產生營養缺乏的情形便可，所以減重時該攝取多少熱量，可以視自己的狀況來彈性調整的。

 ## 如何將代餐設計到減重菜單中？

★問題1、該取代那一餐？

需依自己的方便性和可達成性來決定。

以代餐來取代晚餐的減肥效果會比其他餐好（因為晚上接近睡眠時間，吃得少，減肥效果好），但是取代晚餐通常是最難做到的，因為許多人晚餐需和家人一起吃，而無法吃代餐，另外晚上時間較長，易有飢餓感，因此較難成功，但是針對此點，可以設計搭配其他易飽的食物，如青菜、水果等和代餐一起吃，或許就可以解決容易餓的問題。就我的經驗來看，以代餐取代早餐是最容易達到的，因為一般人早餐通常趕時間，食量也小，可能隨便在外面買來吃或者不吃，因此若換成吃代餐，可以減少外購早餐的時間，也較不會產生飢餓感，許多減肥者都能接受以代餐來取代早餐。

適合取代早餐的族群

★　不吃早餐者。

　　想要減肥,不吃早餐是行不通的,因為在長時間飢餓狀況下,就算下一餐吃不多,身體的吸收速率也會自動調高,並且迅速將吸收的營養轉變成脂肪囤積起來,而體內的新陳代謝也會因此而大亂,更不利於減肥,所以減重時一定要吃早餐,若沒有吃早餐的習慣,這時候可以試著吃代餐,以減少不當外食造成過多油脂和熱量的攝取。

★　趕時間,有什麼吃什麼,隨便亂吃者。

　　可選擇條狀餅乾代餐,方便攜帶和食用,並減少外購早餐所花的時間。

適合取代午餐的族群

★　外食族,不懂得外食技巧的人。

★　家庭主婦,先生兒女不回家吃午餐,自個兒隨便亂吃者。

適合取代晚餐的族群

★　老人家早睡者。

★　趕著上夜校的學生。

★　外食族，不用回家吃晚餐者。

適合取代點心或宵夜的族群

★　有吃點心、宵夜的習慣，一時間無法馬上改掉者。

★問題2、該用代餐取代幾餐？

　　視你期盼的減重速度和對代餐的耐受度來決定，一般會使用代餐來取代每日飲食1～2餐。

取代餐次	說　　　明
每日取代1餐	★　減重速度較和緩，平均每週可以減輕0.5～1.5公斤。 ★　飲食改變較小，較容易達到。 ★　在體重維持期時，也適用，可以讓減輕的體重維持得很好，不會因為馬上回復正常飲食而復胖，待持續一陣子後，對於食物的選擇較清楚時，便可以慢慢改成一般飲食。
每日取代2餐	★　熱量控制嚴格，減重速度較快，平均每週可以減輕1.5～2.5公斤。 ★　飲食改變較大，需較強的動機和毅力，適用於想積極減重者。

每日取代3餐	★	三餐都吃代餐，會讓你覺得人生乏味沒有樂趣。因為飲食改變太大，不容易達到，也容易有營養素缺乏的問題，通常不建議。
彈性取代	★	在吃膩代餐後，可改成彈性取代，舉例來說：本來是取代午、晚兩餐，吃膩後可改為只取代早餐而晚餐部份改成彈性取代，如星期一、三、五、日自行選食，二、四、六才吃代餐。
	★	減重計畫結束後，在碰到體重回升或吃大餐的前後，為了平衡一下熱量的攝取，可以彈性再吃個幾餐代餐，讓你的體重維持得很好。

★問題3、使用代餐的當餐該如何吃？

　　許多人認為吃代餐的那一餐就只能吃代餐不可以再吃其他食物，其實這種觀念不全然正確，使用代餐的當餐該不該再搭配其他的食物食用，需視你所使用代餐的營養成分而定，若熱量不足或營養成分不夠時就需再搭配其他食物一起吃，如此才不會有營養失衡的情形。

分類	使用代餐當餐的飲食建議
熱量小於150大卡的代餐	★ 可以取代點心或宵夜（若能把吃點心和消夜的習慣改掉是最好的）。 ★ 因熱量和營養素不夠，取代正餐時需吃2包，若只吃1包需再搭配蛋白質類食物如：牛奶（奶粉）、優酪乳、茶葉蛋或豆腐等一起吃。 食用方法： 1.鹹口味的代餐：可將上述的蛋或豆腐煮熟後再加入代餐攪拌後食用（注意不要將代餐一起加入烹煮，否則會破壞其營養成分），當然你要再加入低熱量、高纖維的蔬菜或蒟蒻一起煮也可以，保證你吃得飽且營養均衡，而且熱量又低。 2.甜口味的代餐：可拌入奶粉（脫脂或低脂奶粉）沖泡後食用，也可以直接就搭配鮮奶、優酪乳或茶葉蛋吃。若吃後尚未有飽足感，可以再搭配燙青菜和水果食用（但是水果一天的建議量為2個單位；120大卡，不可以超過太多喔！）
熱量大於150大卡的代餐，且蛋白質足夠（至少7公克以上）	★ 可取代完整的一餐，當然也可以再搭配纖維含量高的青菜吃以增加飽足感。而建議量以內的水果（2個單位）也可搭在此餐吃。

★問題4、不吃代餐的其他餐該如何吃？

在扣掉吃代餐的1～2餐熱量後，剩下的熱量就由不吃代餐的其他餐次來提供。

舉例說明：

如果每日以代餐取代早、晚2餐，而使用代餐的當餐飲食內容如下：

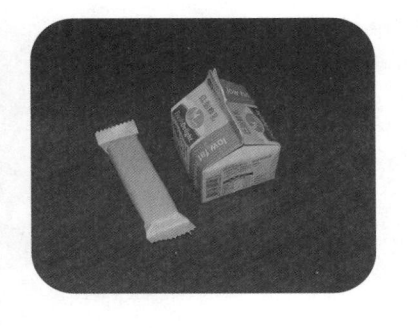

早餐（使用代餐）
代餐條（69大卡）
＋低脂鮮奶一盒
（約150大卡）
> 共219大卡
說明：因熱量小於150大卡，所以搭配蛋白質類食物一起吃

晚餐（使用代餐）
代餐包（170大卡）＋泰國芭樂1個（約120大卡）＋燙青菜一碗（約50大卡）

> 共340大卡

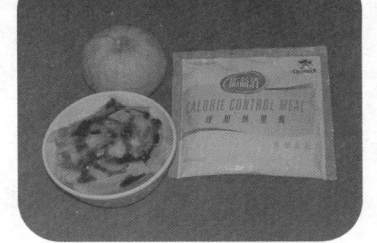

說明：因熱量大於150大卡，所以可以取代完整的一餐。另外可以再搭配低熱量的燙青菜和限量的水果一起吃，以增加飽足感。

午餐（不吃代餐）該怎麼吃？

★　首先決定午餐的熱量

若你決定攝取每日1200大卡的減重餐，在扣除早、晚2餐的熱量共559大卡（219大卡＋340大卡）後，還有641大卡可以由午餐來攝取。

★　其次考慮各類食物的搭配

至於641大卡到底可以吃多少食物呢？如果你購買的東西有完整的成分標示，如便利商店的便當等，請你記得仔細看完成分標示後再決定吃多少，若熱量超過欲吃的卡數，一定要先由少吃澱粉類（如便當中的飯不能吃完）和油脂類（如便當中的香腸和肥肉等不要吃）的食物做起，而將熱量控制在要求的範圍中，至於蛋白質類和蔬菜類食物是較不容易發胖的食物，若量不會太離譜，可以吃完，但記得肥肉或皮一定要去掉。

你知道嗎？

代餐的減重原理

有些人不清楚代餐的減重原理，以為只要吃了代餐就會瘦，而不注意整個熱量的限制，就拿上述的例子，如果你的午餐是吃速食店的套餐（一餐約可吃進去 1000大卡），再加上吃代餐的那2餐559大卡，每日攝取的熱量便增加至1559大卡，這樣子，你的瘦身計畫可能就會不如預期中的順利，但話又說回來，幸好有吃代餐，儘管吃了一餐速食，熱量都還能控制在1600大卡左右，就算減重的成效會因為你亂吃一餐而打折，但無論如何總比不吃代餐、三餐都自己亂吃的好，所以就算你不知道怎麼計

算熱量，只要你能利用代餐取代部份的飲食，基本上減重效果都會比不使用代餐來的好。但我要再次強調：「代餐必須取代部份飲食才會有效」，若你原來的食量仍然保持，吃代餐只是額外又多出來的食物，那熱量非但沒有受到限制，而且每天還多了吃代餐所增加的熱量，你說瘦得下來嗎？部份人使用代餐無效甚至體重還增加，就是這個道理。

　　至於大部份的食物都無營養標示，就必須由食物代換表來估算得知。

　　接下來進入較複雜的食物分類、熱量計算和食物代換觀念的介紹，如果你能清楚這些，飲食控制再也不是什麼難事！

★簡易食物代換DIY，你一定要知道！

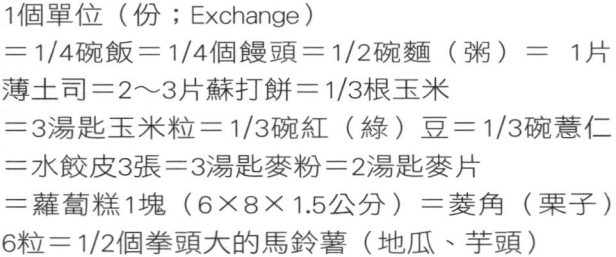
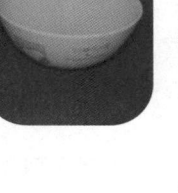

主食類
每1個單位：70大卡（含有醣類15公克、蛋白質2公克）

1個單位（份；Exchange）
＝1/4碗飯＝1/4個饅頭＝1/2碗麵（粥）＝ 1片薄土司＝2～3片蘇打餅＝1/3根玉米
＝3湯匙玉米粒＝1/3碗紅（綠）豆＝1/3碗薏仁
＝水餃皮3張＝3湯匙麥粉＝2湯匙麥片
＝蘿蔔糕1塊（6×8×1.5公分）＝菱角（栗子）6粒＝1/2個拳頭大的馬鈴薯（地瓜、芋頭）
＝100公克蓮藕（南瓜）＝菱角12粒
＝小湯圓9粒
註：所謂的「一碗」是指一般家庭盛飯用的碗，

容量約為240c.c.，「一湯匙」是指一般家庭個人用的鐵湯匙，或自助餐用的塑膠湯匙，容量約為15c.c.

蛋白質類
包括奶類和肉、魚、豆、蛋類

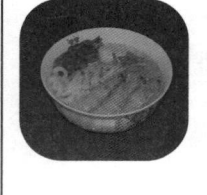

脫、低脂奶類，每1個單位：80～125大卡
（含有醣類12公克、蛋白質8公克、脂肪0～5公克）
1個單位（份；Exchange）
＝3湯匙奶粉＝240c.c.鮮奶＝低脂起司2片
＝約100大卡的優酪乳
（不同廠牌的優酪乳成分差距大，可依罐上標示自己換算成100大卡可以喝的數量）
低、中脂肉、魚、蛋、豆類，每1個單位：55～73大卡
（含有蛋白質7公克、脂肪3～5公克）
1個單位（份；Exchange）
＝生鮮瘦肉、魚、花枝、魷魚等重約1兩（約2個指頭合併的大小）＝牡蠣8顆＝文蛤15個
＝草蝦3隻＝蛋1個＝雞腿半隻＝盒裝豆腐半盒
＝厚黑豆干半塊＝小正方形黃色豆乾2塊
＝毛豆（黃豆）2湯匙＝小魚乾1湯匙＝赤肉絲2平匙（或1尖匙）＝豆乾絲2湯匙
註：常吃的肉鬆2湯匙為1個單位，因含油量高（大於5公克），熱量約為120大卡

水果類
每1個單位：60大卡（含有醣類15公克）

1個單位（份；Exchange）
＝拳頭大小的水果1個（如：柳丁、桃子、加州李、小蘋果、土芭樂、土芒果）
＝較大的水果半個（如：葡萄柚、大蘋果、泰國芭樂、美濃瓜）
＝蓮霧（小的棗子）2個＝鳳梨1/10個（125公克；約1/3碗）＝葡萄（龍眼）13個
＝木瓜1/6個（200公克；約1/2碗）＝西瓜半斤（約1碗）＝荔枝（草莓、枇杷）8個
＝香蕉1/2根＝山竹5個＝聖女蕃茄23個＝椰子汁340c.c.

蔬菜類
每1個單位：25大卡（含有醣類5公克）

1個單位（份；Exchange）
＝生重100公克＝煮熟約 1/2碗＝大番茄1個

油脂類
每1個單位：45大卡（含有油脂約5c.c.）

1個單位（份；Exchange）
＝1/3湯匙油＝花生米15顆＝開心果10顆＝腰果5顆＝核桃仁2個＝美奶滋1湯匙
＝奶油1湯匙＝黑瓜子2湯匙＝白瓜子1湯匙

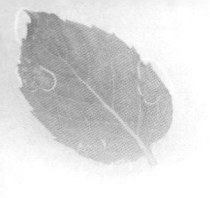

其他
1顆方糖（重5公克，含有糖5公克）＝20大卡 酒（不同種類的酒，酒精含量不同，熱量也不 一樣，參見下表）

說明：同類的食物營養成分相似可以互換，不同類的食物
因營養成分不同不能替換

　　如：1/4碗飯相當於1/2碗粥；1/2碗飯就相當於1
碗粥或1/2個饅頭……那1根玉米相當於多少飯呢？
對了！就是3/4碗飯，所以當你多吃了1根玉米時，
即相當於吃了3/4碗飯（大約八分滿的飯）的營養
和熱量了哦！

　　不同類的食物因營養成分不同不能替換，如：
一個蛋的熱量約和1/4碗飯的熱量相當（70大卡左
右），但不能說少吃1/4碗飯就可以多吃一個蛋（雖
然熱量差不多），因為不同類的食物是不能做替換
的。

　　酒精會產生熱量，1公克的酒精約可產生7大卡
的熱量，和油脂1公克產生9大卡相去不遠，而且酒
精在體內的代謝途徑和脂肪差不多，所以簡單講
「喝酒就像在喝油」，喝酒會發胖就是這個道理。

　　通常建議每日的飲酒量不超過90大卡（2個單位
油脂的熱量）。

90大卡各種酒的供應量如下表：

酒別	每100c.c.的熱量（大卡）	每90大卡的供應量（c.c.）
台灣啤酒	34.3	260
紹興酒	91.6	100
陳年紹興酒	102.8	90
米酒	123.2	75
高粱酒	324.8	25
白葡萄酒	75.2	120
威士忌	229.6	40
白蘭地	229.6	40
花雕酒	106.8	85
花露酒	89.6	100
大麴酒	364.0	25

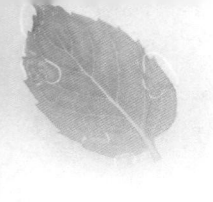**如何利用食物代換表自行搭配 641 大卡的午餐？**

　　若無成分標示想自行搭配641大卡的午餐，可以依食物代換表自行搭配食物如下：

舉例菜單：海鮮烏龍麵一碗

內容物	食物分類	熱量
烏龍麵2碗	主食類4單位	4×70＝280大卡
草蝦3隻	蛋白質1單位	蛋白質共3單位 3×55～73（若以 70計）＝210大卡
蛋一個	蛋白質1單位	
赤肉絲1尖匙	蛋白質1單位	
青菜（約1/4碗）	蔬菜類1/2單位	1/2×25＝13大卡
油約1湯匙	油脂類3單位	3×45＝135大卡
合計	主食4單位＋ 蛋白質2單位＋ 蔬菜1/2單位＋ 油脂3單位	638大卡

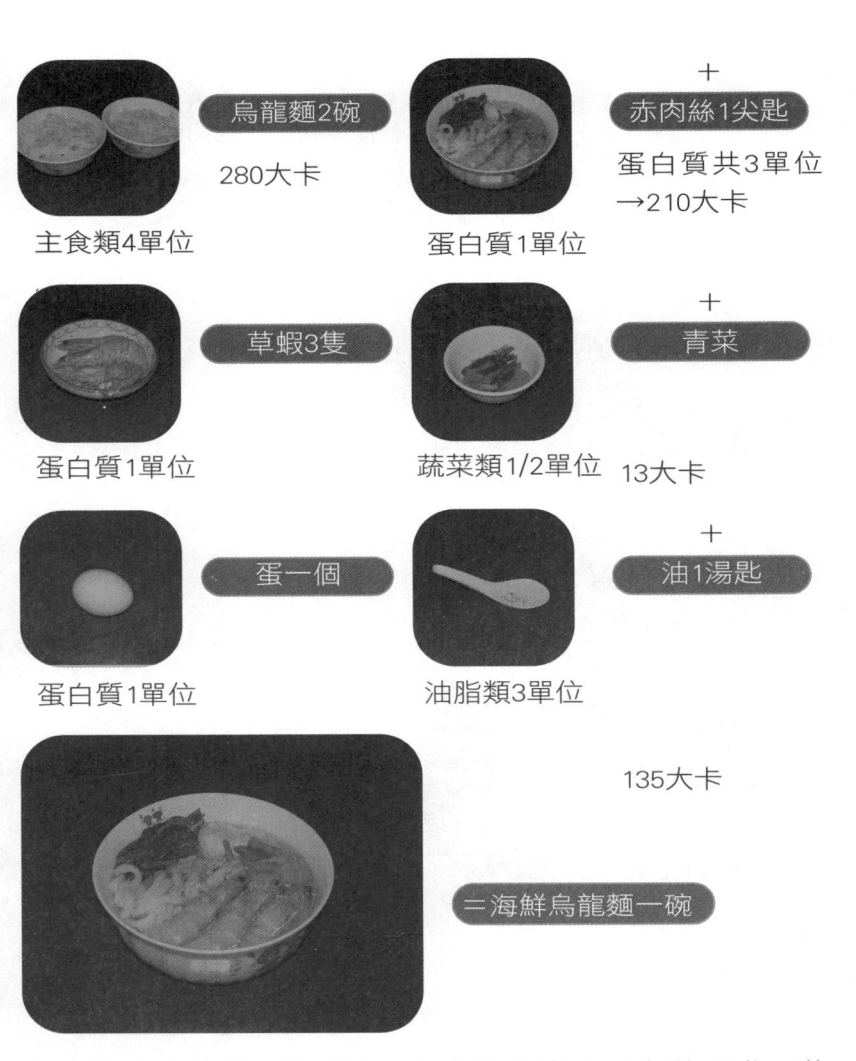

烏龍麵2碗

280大卡

主食類4單位

蛋白質1單位

＋

赤肉絲1尖匙

蛋白質共3單位
→210大卡

草蝦3隻

蛋白質1單位

蔬菜類1/2單位

＋

青菜

13大卡

蛋一個

蛋白質1單位

油脂類3單位

＋

油1湯匙

135大卡

＝海鮮烏龍麵一碗

主食類4單位＋蛋白質1單位＋蛋白質1單位＋蛋白質1單位＋蔬菜類1/2單位＋油脂類3單位共638大卡

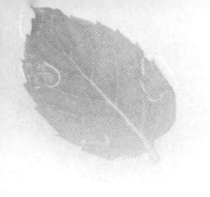

 以代餐取代早、晚2餐，1200大卡代餐示範食譜

早餐（使用代餐）
代餐條（69大卡）＋低脂鮮奶一盒（約150大卡）
> 共219大卡

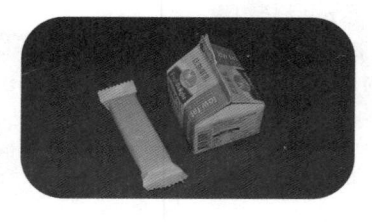

午餐（不吃代餐）
海鮮烏龍麵
> 共641大卡

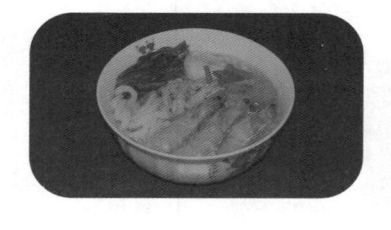

晚餐（使用代餐）
　代餐包（170大卡）＋泰國芭樂1個（約120大卡）＋
燙青菜一碗（約50大卡）
　> 共340大卡

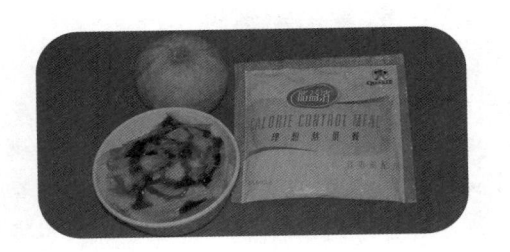

 每餐的食物搭配除了考量熱量外，均衡度也是另一個考量的重點

　　所謂均衡度是指各類食物該如何搭配才能符合營養均衡的要求，也就是讀者們應該知道各類食物該吃多少單位搭配起來才是最適當的。就拿上述的海鮮烏龍麵來說，為什麼我會一餐搭配了四類食物，而且建議各類食物攝取這些單位，就是考慮到營養均衡的問題。

　　每餐理想的食物搭配要以——適量的主食類、足量的蛋白質類和大量的蔬菜類為原則，至於油脂類在減肥時要儘量減少。

　　減重時，先決定該餐可攝取的熱量後，再依下列原則搭配各類食物，讓該餐不僅熱量能控制在預期的範圍中，而且兼顧到營養均衡的原則。

每餐的飲食搭配建議

每餐	蛋白質類：2～3單位 說明：蛋白質是吃進體內後，消化吸收消耗最多熱量的營養成分，而且是身體組織的建造和修補不可或缺的營養素，每餐2～3單位，不可以少，若正餐吃不到，記得可於點心補回來（如喝一杯脫脂牛奶等）。
	蔬菜類：可盡量多些，通常建議1～2單位 說明：煮熟約半碗至一碗，但要注意用油量，若為無油的蔬菜可以再多吃。
	油脂類：盡量小於3單位（15c.c.油脂以內） 說明：油脂類產生的熱量是所有營養素中最高的，一定要減少攝取，熱量才能控制住。
	主食類：扣掉蛋白質、蔬菜、油脂的熱量後，剩下由主食類提供 說明：減重時，每餐建議量通常在1～4單位間，視減重速度、熱量限制和個人可達程度而定。

說明：此為一般性的建議，若想更精確瞭解不同熱量各類食物每天的可食單位，可參考第79頁—1000 ～ 2200大卡各類食物可食單位量表。

★動動腦：

我所設計的海鮮烏龍麵就是依照上述（每餐的飲食搭配建議）去設計的，如果午餐想吃自助餐，那該如何點選才可以將熱量控制在641大卡呢？

★參考答案

◆飯1碗

　　　主食類 4單位×70＝280大卡

◆烤雞腿1隻（吃時記得去皮）

　　　蛋白質類 2單位×70＝140大卡

◆花瓜炒魷魚（花瓜約1/4碗；魷魚1～2片）

　　　蔬菜類 1/2單位×25＝13大卡

　　　蛋白質類 約1/2單位×55

　　　（魷魚屬於低脂肉類，熱量較低）＝28大卡

　　　油脂？單位（估計約2/3湯匙）

　　　2單位×45 ＝90大卡

◆炒高麗菜約1/4碗

　　　蔬菜類 1/2單位×25 ＝13大卡

　　　油脂？單位（估計約2/3湯匙）

　　　單位×45 ＝90大卡

◆湯：含有油脂，少喝點

　主食類 4單位＋蛋白質類 2又1/2單位＋蔬菜類 1單位
＋油脂4單位　　　　　　　　　　　共計：654大卡

★說明：

　　上述菜單除了油脂稍微過量外，其他各類食物均在我所建議的單位數內。

　　很多人會覺得，吃東西時還要算熱量實在是很累人的事，況且食物中的油量也難以估算（所以上面的油脂部份我打上「？」）。其實我們營養師吃東西時是不算熱量的，不過一定會注意各類食物所吃的份數，只要各類食物攝取的單位數不離譜，並儘量減少油脂的攝取（如吃飯時不拌肉湯、食物盡量選擇涼拌、烤、蒸、煮、滷等較少油的烹調方式），其實熱量也就可以控制住，所以囉！你要記住上述（每餐的飲食搭配建議）中各類食物每餐建議的單位數，若你的油脂攝取量無法控制在15c.c.以內，如外食時或多吃了油炸的食物等狀況，就需將蛋白質控制在每餐2單位、主食類控制在每餐1～2單位（即建議量的下限），來彌補油脂多出來的熱量，體重才有辦法減輕喔！

4. 將代餐換為一般飲食後不復胖的技巧

　　這是一個相當重要的課題，如果你不清楚該攝取多少食物和熱量才能保持身材、不知如何維持體重，其實有太多的研究顯示減肥後的復胖率是相當高的，雖然這個結果令人失望，但並不代表維持體重是個不可能的任務，所以你一定要好好學會不復胖的技巧喔！

如何將代餐換為一般飲食

　　一般輕度工作的男性每日建議熱量為2000～2200大卡，女性為1700～1800大卡。減重時攝取的熱量一定要比這個熱量少（在熱量不夠用的情況下，即所謂的「熱量負平衡」，體內囤積的脂肪才有機會用掉！）而當減至目標體重時，就可以將熱量攝取增加至上述的建議熱量（即剛好平衡，不再需要「負平衡」了），因此維持體重時，攝取的熱量是可以比減重時多（幸福吧！你不用一輩子吃那麼少！）不過，如果你攝取的熱量又超過上述的建議量，其實和減重原理一樣，理論上只要累計多了3500大卡，體重就會回升0.5公斤，因此在達到減重的目標後，雖然可以比減肥時吃較多的東西，但也不能毫無節制，如果你又恢復了減肥前所有不良的飲食習慣，攝取的熱量仍然超出需要量甚多，可以預見的，不久的將來又會回復以往龐然的身軀，神都救不了你！

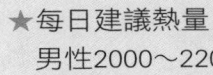

熱量控制的方法

★每日建議熱量
男性2000～2200大卡
女性1700～1800大卡

★減重時建議熱量
比上述熱量少500～1000大卡，但最好在1000大卡以上

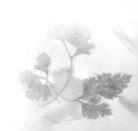

男性：1200～1700大卡
女性：1000～1300大卡

★體重維持期熱量
　再將熱量慢慢增加至「每日建議熱量」

　　那每日2000～2200大卡、1700～1800大卡的六大類食物可以吃多少呢？

　　各類食物該如何搭配呢？

　　讓我再慢慢教你！！

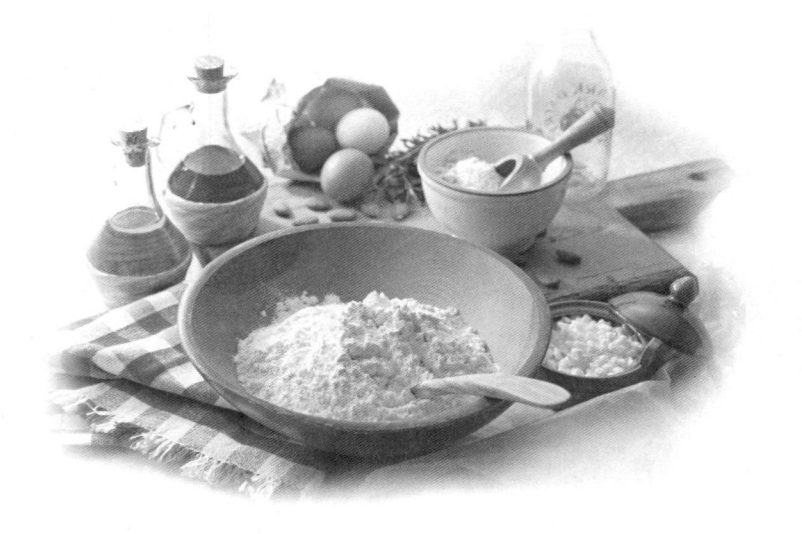

實用的各卡數各類食物可食單位量表

每日1000 ～ 2200大卡，各類食物可食單位量表：

熱量（大卡） 食物類別		1000	1100	1200	1300	1400	1500	1600	1700	1800	1900	2000	2200
蛋白質類	脱、低脂奶類（80～150大卡/單位）	1~2	1~2	1~2	1~2	1~2	1~2	1~2	1~2	1~2	1~2	1~2	1~2
	低、中脂肉、魚、蛋、豆類（55～75大卡/單位）（單位）	4~3	4~3	4~3	4~3	5~4	5~4	5~4	6~5	6~5	6~5	6~5	6~5
	共計	5	5	5	5	6	6	6	7	7	7	7	7
蔬菜類（25大卡/單位）		3	3	4	4	4	4	4	4	4	4	4	4
水果類（60大卡/單位）		2	2	2	2	2	3	3	3	4	4	4	4
主食類（70大卡/單位）		5	5	6	7	7	7	8	9	9	9	10	12
額外的熱量*		0	100	100	100	200	200	200	250	250	350	350	400

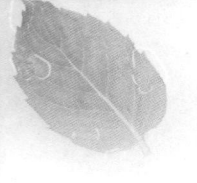

額外的熱量＊：包括油脂類、調味料、酒、甜食等額外多
　　　　　　出的熱量。

　灰色網底標示：女性在維持體重之時，各類食物攝取的
　　　　　　單位數。

●反白字標示：男性維持體重之時，各種類型食物攝取的
　　　　　　單位數。

★說明：

1.奶類和肉、魚、蛋、豆類同屬於蛋白質類食物，以
1700大卡爲例，若牛奶喝一個單位，肉、魚、蛋、
豆類每日可以吃6個單位；若牛奶喝2個單位，肉、
魚、蛋、豆類每日可以吃5個單位，亦即加起來每日
蛋白質類食物共爲7個單位。

2.再以1700大卡爲例，每日飲食包括：

蛋白質類7單位＋蔬菜類4單位＋水果類3單位＋主
食類9單位＋額外的熱量250大卡

至於三餐或點心如何分配各類食物，可以依自己進
食的情況去調整，舉例如下：

	早餐	午餐	午點	晚餐	共計
蛋白質類	1	3		3	7
蔬菜類		2		2	4
水果類			2	1	3
主食類	3	3		3	9
額外的熱量	50	100		100	250

3.油脂的熱量較難估算，若以額外熱量250大卡來計，如果都由油脂來提供，約相當於2湯匙油的熱量（6單位×45大卡），而2湯匙烹調用油量其實不多，一定要注意少油的飲食技巧，並注意烹調方式的搭配。例如青菜用炒的，魚就用蒸的，不要再用煎的或炸的；如果這一餐外食吃太油了，下一餐就盡量以少油的烹調方式彌補回來。只要隨時存在少油的飲食觀念，並且運用在日常生活之中，你會更健康、身材保持更好喔！

4.在知道自己各類食物可以吃多少單位之後，可以參考「簡易食物代換DIY」（第65頁），然後換成自己想吃的菜單。

★**動動腦：**
若以上述1700大卡為例
餐次分配：

	早餐	午餐	午點	晚餐	共計
蛋白質類	1	3		3	7
蔬菜類		2		2	4
水果類			2	1	3
主食類	3	3		3	9
額外的熱量	50	100		100	250

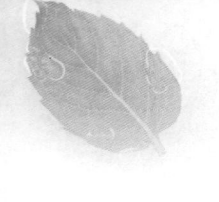

請你試著參考「簡易食物代換DIY」（第65頁），換算下列菜單。

早餐：若想吃奶油吐司和牛奶，可以吃多少呢？
吐司＿片＋奶油＿湯匙＋脫脂奶＿c.c.

午餐：若到自助餐吃可以吃多少？舉例菜單如下。
飯＿碗＋虱目魚＿＋芹菜干絲＿＋青江菜＿

午點：蓮霧＿個

晚餐：若吃水餃，可以吃幾個？＿個
可以叫什麼小菜？
該叫什麼湯才好？
柳丁＿個

★答案：
■ 吐司3片＋奶油1湯匙＋脫脂奶240c.c.
■ 飯小1碗（約相當於家庭用的碗約八分滿）＋虱目魚1塊（約二個指頭大小的2倍大；2個單位）＋芹菜干絲：芹菜可多些（半碗）；干絲約2湯匙（1個單位）＋清江菜半碗

■ 蓮霧4個

■ 水餃約可吃10個，9～10個水餃約相當於3個單位

的主食類＋2.5個單位的蛋白質類，但這只是估計，不同店的水餃皮和餡多少會有些差距，但大概就是吃10個，否則主食類會超過。湯的部份可點青菜豆腐湯，約有半塊豆腐（1/2單位蛋白質）和青菜，至於一般人常叫的酸辣湯，因為是勾芡食品加有太白粉（算主食類）且易吸油（勾芡食物均易吸油），熱量會較高，不要習慣性常點此湯。主食（3單位）和蛋白質（3單位）均以吃足，小菜的部份大概只能叫燙青菜和滷海帶，記住！燙青菜請老闆少加點肉躁。柳丁則是吃1個就好。

 每日菜單DIY

在熟悉上述的方法之後，可以歸納出設計菜單的幾個小步驟：

Step.1 決定自己的熱量需要

可參考每日建議量（第77頁）或用公式計算出來

★公式

每日所需熱量＝理想體重×30大卡

理想體重＝ 男性：（身高－80）×0.7

女性：（身高－70）×0.6

舉例說明：一女性身高160公分，體重70公斤，想減重，該攝取多少熱量？

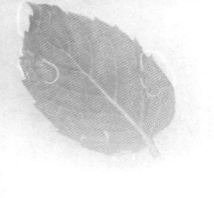

若減至目標體重後欲維持體重可以攝取多少熱量？

★解答

◆該女子理想體重為：160－70＝90×0.6＝54公斤

◆每日所需熱量＝54×30＝1620大卡

◆減重期攝取的熱量：1600-500＝1100大卡

◆體重維持期攝取的熱量：由1100大卡逐漸增加至 1600大卡左右

Step.2 參考「每日各類食物可食單位量表」（第79頁），知 道各類食物每日可食單位數

Step.3 將各類食物每日可食單位數分配於三餐或點心（依 自己的飲食習慣自行分配）

Step.4 參考「簡易食物代換DIY」（第65頁），換算成自己 想吃的菜單

 維持體重的技巧

避免復胖教戰守則

守則一：避免高油、高糖、熱量密度高（體積小但熱量 很高的食物，如蛋糕、麵包、小西點）、高昇糖指數（High Glycemic Index；HGI）的食物；多攝取蔬菜、高纖維、熱 量密度低的食物（體積大但熱量很低的食物，如蔬菜類、大

蕃茄、蒟蒻等食物)。

　　在熱量控制的前提下，低昇糖指數（Low Glycemic Index；LGI）飲食有助於體重控制

　　食物的昇糖指數（GI），是指吃進去該食物與吃進去同量糖類的標準食物（一般為葡萄糖或白麵包）兩小時的血糖反應百分比。

　　人體的血糖主要是靠胰臟分泌的荷爾蒙「胰島素」來調節的，當食物的GI值越低，表示食用該食物引起的血糖反應較小，相對的，胰島素的反應和分泌量也較少。因為胰島素可以促進血液中的葡萄糖進入細胞內利用，進而促進體脂肪的合成，所以低昇糖指數的食物會比高昇糖指數（High Glycemic Index；HGI）的食物較不易刺激胰島素的分泌、較不促進體脂肪的合成，更有易於體重控制。

　　那我們要如何攝取低昇糖指數的飲食呢？其實影響GI值的因素相當多，包括食物中醣類的種類和含量、纖維含量、蛋白質、脂肪的比例以及加工與製備過程等，另外混合飲食的昇糖指數和單一食物的昇糖指數也不相同，所以一些單一食物的昇糖指數表都僅能供參考，無法代表混合食物的昇醣指數。

　　　醣類含量越少
　　　纖維含量越高
　　　避免當餐全為醣類食物，盡量搭配蛋白質和脂肪食物一起食用

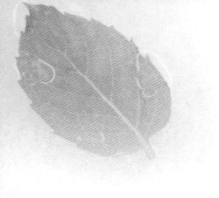

越天然、越不加工磨粉或打汁的食物

↓

昇糖指數越低

↓

胰島素分泌較少

↓

較不刺激脂肪的合成

↓

越有利於減重

　　　低胰島素減肥法是減肥的萬靈丹？
　　　錯！仍需熱量限制否則無效！

　　在運用低胰島素（低昇糖指數）的觀念時，一定要在限制熱量的情況下才會有減肥的效果，所以正確的說法是：在限制熱量的情況下，盡量選擇天然不加工、不打成汁的高纖維食物，並注意每餐的均衡度，適量的醣類（澱粉類）搭配蛋白質和脂肪類食物一起食用，避免醣類攝取過量或全以澱粉類食物為一餐的吃法，這才是較有利於體重控制的方式。

　　守則二：

　　　　　就六大類食物來說，謹守「三類均衡飲食法」的原則，較不易發胖。

　　★第一類：依建議量吃，一定要吃夠，但也不能多
　　　　　　　吃。例如，魚、肉、豆、蛋、奶　（蛋白
　　　　　　　質類）和水果類。

★第二類：一定要吃，而且可以多吃。例如，青菜。

★第三類：不能不吃，但一定要少。例如，五穀根莖 澱粉類（主食類）、糖類、油脂類

守則三：

要有食物分類和代換的觀念。

相信沒有人可以一輩子都不吃點心、零食，也沒有人能一輩子謹守瘦身的原則而不失控的，偶而的失控在所難免，但要知道如何彌補。就像在多吃了一根玉米後，你要知道玉米是屬於主食類，下一餐要以少吃八分滿的飯來彌補，而不是三餐照吃，零食點心都是多出來的食物，這樣熱量一定控制不好，一點一滴累計下去，體重又會回來。記住！要熟悉食物的代換並清楚食物的分類（就拿上述例子來說，若把玉米錯當青菜以為多吃無妨，就有點慘了！）並以節制來平衡放縱，體重一切在掌控中。

守則四：

每週至少量一次體重，避免體重失控。

要好好的維持體重，必須隨時監測自己的體重，常常測量，切記！

每日的體重多少有點差距，但在2公斤以內都減得回來，不過就怕達到目標體重後，便忘了要監控自己的體重，當那一天想到再站上磅秤時，已多出數公斤，想再減

回來都難喔！所以每週至少要量一次體重，隨時可以保持最佳的狀況，但反過來說，也不要太過神經質，一天量上好幾次，甚至還包括洗澡前的淨重都不放過，這就有點累人了。

守則五：

吃大餐前後，可用代餐或藥物協助體重控制。

不要忘記許多代餐的相關研究指出——使用代餐可以協助體重的維持。在吃大餐的前後餐，可以再使用代餐來取代個幾餐，而將吃大餐所多出來的熱量控制回來，另外因大餐通常較油膩，也可以搭配合法的減肥藥——羅氏鮮或瘦身輔助食品——甲殼素使用，以減少該餐食物中脂肪的吸收，讓體重能在面臨吃大餐的威脅下輕鬆掌控。

★提醒你：

體重過重是長時間熱量超過累積下來的現象，而非一餐兩餐過量就會造成的，因此只要在吃過量前後，再注意一下飲食控制（可用代餐或藥物協助），體重都回的來，但絕對不能放棄或失控。

守則六：

保持運動習慣，窈窕美麗不易復胖。

「在日常生活中增加活動度，有動總比沒動好」，這是我常說的一句話。

許多人會說「沒時間運動」，但我總是提醒他們：日常生活中，有沒有機會可以多走動？如走路上班、爬樓梯等。其實有許多可以增加活動度的機會，是被自己無形的抹煞掉，好好想一想，一定可以找出增加活動度的機會。唯有融入生活中的活動，才是最有價值、最能執行一輩子的運動。在體重維持期時，如果本來就有運動習慣的人，應繼續保持此習慣，若無運動習慣者，請利用機會多走路，儘管只是10～15分鐘，其實熱量的消耗是可以累積的，走多久就累計消耗多少熱量，不要放棄任何可以多走動的機會。

 減肥中常碰到的問題

1、體重掉不下來怎麼辦？

一般建議正常的減肥速度是每週減輕0.5～1公斤，但一般在減重開始時體重會掉得較快，當飲食控制一陣子後，身體會因為熱量攝取減少而自動將熱量的消耗變少（這是身體自然的保護作用），即體內的代謝速率會跟著下降，所以剛開始熱量雖然可以達到「負平衡」，體重也減得不錯，但是一陣子後，這種「負平衡」的現象便會漸漸消失，體重下降的幅度也逐漸趨緩，甚至有停滯的情形，這就是所謂的停滯期（或稱平原期）。

在碰到體重減不下來時，實在令人相當氣餒，但要清楚這是正常的現象，當你克服了這個階段後，或許又有一

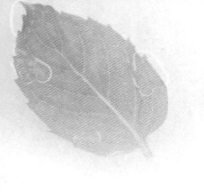

個不錯的體重下降空間，絕對不要放棄。

★提醒你：

體重下降的曲線為階梯狀，而非直線式溜滑梯。飲食控制一段時間後，身體會有適應現象，減重速度會趨緩，甚至有停滯情形，此為正常現象，不可放棄，待停滯期過後，有機會再下降。

如何克服停滯期？

1. 是真的停滯期嗎？

有些人體重減不下來是因為熱量控制不好引起的，如外食機會變多、這陣子應酬較多、碰到節慶、減了一段時間飲食控制較鬆懈了……等原因，並非所有體重停滯就是身體產生了適應現象，所以要先反省自己的進食情形（可以藉由飲食日記來瞭解攝食狀況），若無上述原因，再考慮是否為真正的停滯期。

2. 大幅調整目前進食的菜單

既然是因為身體產生了適應現象體重才減不下來，那就要大幅調整目前用的菜單，將各類食物可食單位數重新調整過，通常我會減少醣類（澱粉類）的比例，增加蛋白質類的比例，因為蛋白質的產熱效應（Thermic Effect）較高會增加較多的熱量消耗。

3. 再降低熱量的攝取

熱量若仍有下降的空間，則再降低熱量的攝取。

使用代餐來減重者，我會建議增加代餐取代的餐次，如原本取代一餐會建議增加至取代二餐；若本來未使用代餐者，會建議使用代餐至少取代一餐，讓熱量控制更嚴格，儘快突破停滯期。

若熱量已無調降的空間，則照第二步驟的建議調整目前進食的菜單。

4. 加強運動

運動可以提高身體的代謝速率並增加熱量的消耗，是克服停滯期很好的方法，至於原來就已有運動習慣的人，這時候，必須考慮改變運動的種類或增加運動的時間、強度和頻率，因為同一個運動做久了，身體也會有適應現象，即所謂的「抗耐性」，就像飲食控制後，身體會適應一般，所以建議可以有多種運動換著做，以減少抗耐性的產生。

2、惱人的問題 —— 便秘

執行減肥計畫一段時間後，有些人會出現便秘的問題，引起便秘的原因有幾個：

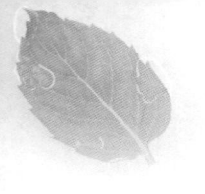

1. 進食量減少，排便量也跟著變少。

2. 某些減肥藥（如抑制食慾藥物）或部份輔助減重食品（如甲殼素），食用一段時間後可能出現便秘的副作用。

3. 由於飲食中的油脂量減少，致使腸蠕動減緩而導致便秘。

4. 纖維攝取不夠，每天吃不到一碗半的蔬菜和二個單位的水果。

　　要解決便秘的問題，必須看是什麼原因引起的，若是吃藥引起的便秘，只要將藥停掉，慢慢會改善；若是長時間攝取相當低的油脂導致的便秘，只要飲食中增加油脂的攝取，便秘就會好轉；纖維攝取不夠者，就要盡量多吃點蔬菜，當然也有一些人本就存在習慣性便秘的問題，減肥後又更加惡化，可以請教醫師來協助。

PART 4　如何運用行為修正
的方法幫助減重

　　行為改變是減重當中很重要的一環。就算所有的知識都清楚了，但是行為和認知也不一定能畫上等號，甚至有的人還會不斷地尋求可以不用改變任何行為，包括所有他知道是錯誤的習慣，就能夠不費吹灰之力坐享瘦身效果的減重方法，你說，天底下有這麼好的事嗎？就算讓你找到某種仙丹吃下去就可以一直瘦下來、可以不做任何習慣的調整和改變就能瘦身，但是你可得吃一輩子的仙丹，否則只要一停藥，你的體重又會回復原來的「水準」，畢竟所有存在你身上的問題都沒有改善，你願意一輩子籠罩在復胖的陰霾中嗎？

　　其實行為的改變並不像一般人想的只有Yes或No兩種，是可以透過慢慢的改變來達到目標的，舉例來說，你知道吃肥肉容易發胖和引起心臟血管疾病，但是吃了幾十年的肥肉，又豈是說不吃就不吃的呢？該怎麼辦？你可以從減少吃的量和頻率著手，並盡量不煮肥肉來引誘自己，自然有機會慢慢地將這個習慣改掉。但是就怕你一開始就認輸了，而不願意改，一直停留在原點，這可是不會有成功的一天哦！

再拿代餐減肥來說，只要你能照著本書的內容執行，它可以說是一個經過文獻證實有效又不傷身的減肥方法，但是若你遲遲沒有行動，甚至找一大堆的理由和困難來阻礙自己，又怎麼會達成目標呢？或許你覺得每天吃代餐會讓你失去享受美食的樂趣，那你可以先依照書中提到的熱量控制和份數控制的方法來著手，或先以彈性取代的方式來進行，當你慢慢習慣了代餐，體重也減的小有成績時，你會更有信心和動機繼續努力的做下去，到時後可以再換成每日認真的取代1～2餐，那麼，瘦身的美夢一定是指日可待的。

　　企業家嚴凱泰曾說過一句話：「今天叫你少吃兩口飯你都控制不住，那你怎麼去經營你的事業？」由此可以看出他的決心和必勝的心境。減肥是一場毅力的大考驗，在充實本身的知識之餘，一定要轉化成行動並以無比的毅力做下去才會成功。記住！唯有落實於行動中的知識才會變得有意義。

1. 飲食習慣改變的方法

　　1.修改（Modify）
　　　舉例說明：
　　　★由烹調方式去調整

　　煎、炒、炸 ==> 改為蒸、煮、滷、川燙、涼伴的烹調

方式

　　如：煎魚 ==> 改為蒸魚
　　★由烹調工具去改變
　　善用少油或不需加油的烹調工具
　　如：不沾鍋、電鍋、烤箱、微波爐……等

　　★帶皮肥肉、油炸皮 ==> 改為去皮再吃

　2.取代（Replace）
　　舉例說明：
　★酒==>以茶代酒
　★高熱量點心、零食、宵夜==>以低熱量的蔬果、大
　　蕃茄、加代糖的愛玉仙草、高纖低脂餐條、蒟蒻…
　　…來取代

　3. 替代（Substitute）
　　舉例說明：
　★含糖飲料==>以半糖、加代糖或無糖飲料來取代
　　砂糖、冰糖、蜂蜜==>以代糖來取代
　★高脂肉類（如三層肉、豬腳等）==>以中、低脂肉
　　類（如里肌肉、雞胸肉、魚等）來取代
　★沙拉醬==>以低脂沙拉醬、蒜頭醬油來取代
　★麵包（含油量高）==>以含油量低的吐司、小餐包
　　來取代
　★全脂牛奶==>以低、脫脂牛奶來取代

★奶精==>以脫脂奶粉或低脂奶精來取代

4.避免（Avoid）

　　舉例說明：

★富含隱藏性油脂食物少吃

　　如：加工品（蝦、燕、魚餃）、獅子頭、香腸、貢
　　丸、小西點、乾果類（花生、瓜子、杏仁果、開心
　　果）少吃

★垃圾食物少吃

　　如：奶茶、汽水、可樂、糖果、巧克力少吃

2. 食物紅、黃、綠燈的觀念

　　在食物的選擇部份，可以利用「紅、黃、綠燈」表，
容易地達到正確選食的目的。在同一類的食物中，盡量選
擇綠燈食物；並盡可能避免選擇紅燈食物食用。

★綠燈食物：糖分、油脂、熱量較低的食品。

★黃燈食物：糖分、油脂、熱量稍高，需適量食用的
　　　　　　食品。

★紅燈食物：糖分、油脂、熱量均很高，且部份為所
　　　　　　謂的「空熱量食物」（或稱垃圾食物，
　　　　　　只提供熱量並沒有什麼營養的食物，如
　　　　　　可樂、汽水、糖果、洋芋片等），盡量
　　　　　　少吃。

食物熱量分類表

食物分類	綠燈食物	黃燈食物	紅燈食物
1. 五穀根莖類及其製品		米飯、土司、饅頭、麵條、小餐包、玉米、蘇打餅乾、高纖餅乾、清蛋糕、芋頭、番薯、馬鈴薯、早餐穀類、爆玉米花（不加奶油）	起酥麵包、波蘿麵包、油條、丹麥酥餅、夾心餅乾、小西點、鮮奶油蛋糕、派、爆玉米花、甜芋泥、炸甜薯、薯條、八寶飯、八寶粥
2.奶類	脫脂乳、低脂乳、脫脂或低脂並加代糖的優酪乳	全脂奶、調味乳、全脂優酪乳（凝態）、優酪乳（液態，不使用代糖者）	奶昔、煉乳、養樂多、乳酪、乳酸飲料
3.肉類、蛋類	魚類（不包括魚肚）、海哲皮、海參、蝦、烏賊、蛋白、豬血、豬里肌肉、去皮之雞胸肉	脆魚丸、蛋	肥肉、三層肉、牛腩、腸子、魚肚、肉醬罐頭、油漬魚罐頭、香腸、火腿、肉鬆、炸雞、鹽酥雞、熱狗

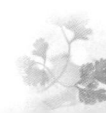

4.豆類	豆腐、豆漿（未加糖）、豆乾、黃豆、豆包（未炸）、麵腸、素雞、毛豆		油豆腐、炸豆包、炸臭豆腐、豆皮、麵筋
5.蔬菜類	各種新鮮蔬菜	純果汁（未加糖）	炸薑豆、炸豌豆、炸蔬菜
6.水果類	新鮮的水果		果汁飲料、水果罐頭
7.油脂類	低熱量沙拉醬		烹調用油、奶油、沙拉醬、培根、花生醬、奶精
8.飲料類	白開水、礦泉水、低熱量可樂（加代糖）、無糖茶類飲料		一般汽水、果汁汽水、可樂、沙士、可可、運動飲料、果汁飲料、咖啡飲料、含糖茶飲料、各式加糖飲料
9.調味、沾料	鹽、醬油、白醋、蔥、薑、		糖、蕃茄醬、沙茶醬、芝麻

	蒜、辣椒、胡椒粉、五香粉、芥末		醬、香油、蛋黃醬、果醬、巧克力醬
10.甜點	未加糖或加代糖的果凍、仙草、愛玉、木耳、龜苓糕		糖果、巧克力、冰淇淋、冰棒、甜筒、冰淇淋麻薯、冰淇淋蛋糕、甜甜圈、酥皮點心、布丁
11.零食	蒟蒻干	魷魚絲	豆干條、花生、瓜子、腰果、開心果、杏仁、洋芋片、蠶豆酥、各式油炸製品、蜜餞

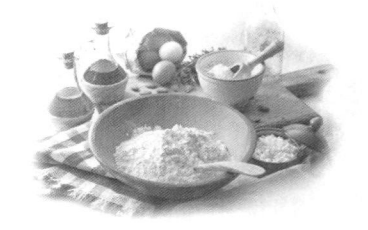

3. 運用行為改變技巧來減少食量

1.三餐一定要吃

特別是早餐一定要吃。若有一餐不吃身體的新陳代謝會亂掉且下一餐進食吸收速率會自動調高，更不利於減重，所以三餐一定要吃。

2.不吃宵夜

睡前3小時不要再吃高熱量的食物，若想吃，可吃一些低熱量的蔬菜、大蕃茄，或喝點脫脂奶或加代糖的優酪乳等。

3. 吃東西速度要慢

細嚼慢嚥會讓你吃較少，通常食量大的人都吃很快。

4. 控制食量

可用小盤（碗）盛裝出自己可以吃的份量，以避免共同進食無法估算熱量的缺點。

5. 改變進餐的次序

低熱量的食物先吃，肚子較飽後，再選擇高熱量的食物，這樣可避免高熱量的食物吃過量的缺點。

★進餐的次序：

> 先喝300～500c.c.水

若覺白開水沒味道不好喝，可滴幾滴檸檬汁

> 吃蔬菜

如果是吃生菜沙拉，沙拉醬要少加些，若用炒的，要盡量把油滴乾，或準備一晚溫開水，將要吃的菜放入、洗過，去除部份油脂後再吃。

> 最後吃肉類或飯

6. 選擇帶骨、刺或殼的食物，進餐時會較費力而吃較少。如選擇帶殼的蝦子，不選蝦仁；選擇帶刺的魚，不選魚排等。

7. 白肉（如海鮮、雞、鴨等家禽）會比紅肉（如牛、豬肉）的含油量低，所以可能的話盡量以白肉取代紅肉。

★動動腦：

火鍋店有海鮮鍋、豬肉鍋、牛肉鍋、鯛魚鍋、壽喜鍋等讓你選擇，你應該選擇什麼火鍋熱量會較低？

★答案：海鮮鍋或鯛魚鍋

8.盡量不再額外添加調味料，如香油、沙茶醬、蕃茄醬、甜辣醬、糖等，也不再額外抹奶油、果醬等。

9. 盡量不喝湯，特別是勾芡的濃湯

愛喝湯的人通常會較胖，因為湯裡面通常含有較多的油脂，喝多了，熱量攝取會跟著增加，就算是含油量少的清湯，如魚湯、豆腐湯、蛤仔湯等，多喝了，鹽分攝取也會增加而造成體內水分滯留，讓體重不易減輕。

10.不要當垃圾桶

吃多少煮多少，不要每餐搞得一大堆剩菜，盡是往自己的肚子裝，提醒你，剩菜倒餿桶至少還可以餵豬，不算可惜，但若往自己的肚子裝，肥了自己、壞了健康，到時後又得花大把鈔票看病、減肥，划不來！

11.家裏不要放一大堆飲料、零食，天天來考驗自己的意志力，可改放一些低熱量的蔬果、含代糖的優酪乳、無糖飲料等，就算吃了也不會太糟糕。

12.隨時提醒自己「我要減肥」，並昭告天下，請所有的人配合和支持。

13.設定短期的減重目標，達到後給自己一點獎賞（如買雙漂亮的鞋子），之後再設定下一個目標，如此，漸漸達到自己的減重目標。

★提醒你：

　　減重的目標不要設定太遠或遙不可及否則容易氣餒和放棄。可以先設定短期的目標：大概是減輕目前體重的5％ ～10％ ，待完成後，再設定下一個目標，依此逐步達到欲減的公斤數。

4. 想吃東西怎麼辦？

1.喝水或喝無糖飲料

　　喝水忘飢渴，很管用哦！

2.吃蔬菜或大蕃茄

　　冰箱隨時準備些涼拌菜，或洗淨的青菜，想吃東西時可以燙青菜來吃，此外，大蕃茄也屬於蔬菜類，可在家備著，隨時可以吃。

3.吃加代糖的愛玉或仙草

　　愛玉和仙草沒什麼熱量，食用時若能以代糖取代一般蔗糖就沒什麼問題，為不錯的低熱量夏日甜點。

4.吃蒟蒻

　　蒟蒻有成塊狀切條後可和蘿蔔香菇一起滷；也有成麵條狀，可當成麵條下，加點蔬菜和少許瘦肉絲一起煮，保

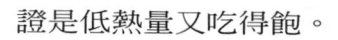

證是低熱量又吃得飽。

5.轉移注意力

　　讓自己忙一點，較不會想吃東西，不要沒事就翹起二郎腿看電視，通常都是在晚上休息看電視時會吃較多食物。自己可以培養一些興趣，如畫圖、寫書法、彈琴、看書等，盡量讓自己有事做。如果還是很想吃東西，或者乾脆出去溜狗或運動，或者打電話和朋友聊天忘記想吃東西這件事。

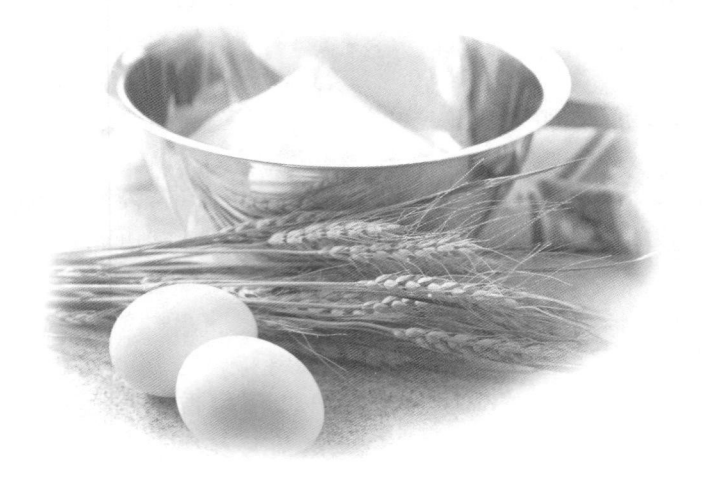

PART 5　代餐減肥實例大公開

1. 阿寶減肥記

　　二十幾歲應該是人生中最有朝氣、最燦爛、沉浸在愛情滋潤、事業正待伸展的年齡，不過對一個125公斤的小伙子而言，這些恐怕也只是他的夢想！阿寶，今年二十八歲，體重125公斤，本院減重班學員，在為期十週的團體減重課程中，看得出他的決心，每天運動2個小時，另外自己也買了磅秤，實際秤量各類食物，以便精確地知道食物的份量。就這樣減了15公斤。當然，對一個125公斤的人而言，減了15公斤外觀上也不能有多大助益，課程結束後，阿寶便憑著營養師教他的那一套，自己又DIY減了5公斤。105公斤，還是不能圓他的夢，但不管怎麼努力就是不能破百。那天阿寶來營養門診找我。

　　「上星期想和朋友爬玉山，但沒人同意。是嘛，龐然大物，若得高山症，拖都拖不動。」阿寶遺憾的說著。「再減肥啊，努力一點，鐵杵也能磨成繡花針嘛！」我半開玩笑的安慰著他。「我也想啊！問題是現在怎麼也減不下來。」其實，在營養門診中常常有人抱怨已經吃很少了，但是體重仍然減不下來。「這很正常啊，減了一段時間後，身體會自動調整代謝速率，消耗的熱量就會減少，所以，若不再調整你的進食內容、運動計劃，很容易有體

重停滯的現象。」

　　就這樣阿寶再到營養門診減重。爲了更嚴格控制他的熱量攝取，建議三餐中以代餐取代一餐，其他二餐依設計量選食，讓熱量的攝取至少比目前少500大卡以上，此外，運動項目也建議他更改，由原來的爬樓梯改爲騎腳踏車和慢跑（其實爬樓梯是很傷膝關節的，並不建議他做）。一個月後，體重減了9公斤。認眞的阿寶，現在仍每週回診，持續地進行他的減肥計劃。減肥是一場毅力大考驗，而非不可能的任務，只要你有決心，用對方法，尋求專業人士協助，眞的，鐵杵也能磨成繡花針！大四時，曾和學校山社好友攀登玉山，百岳之美絕對不是彰化的八卦山所能比擬……。阿寶，加油！玉山的美景等著你。

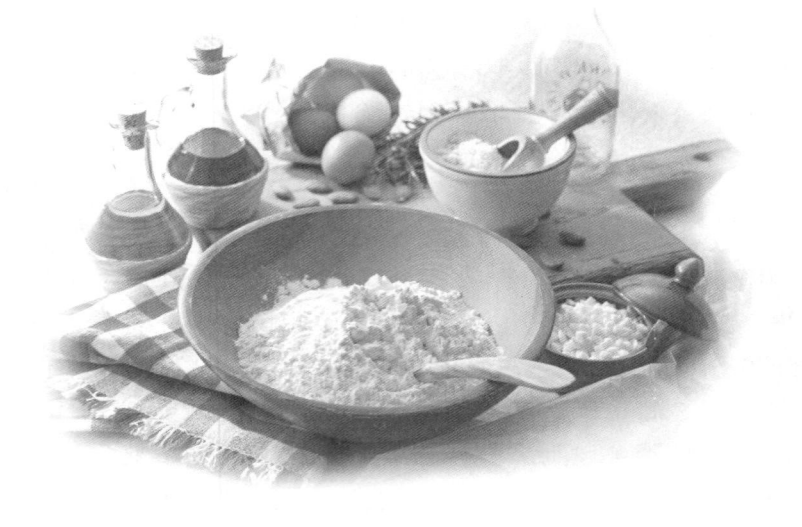

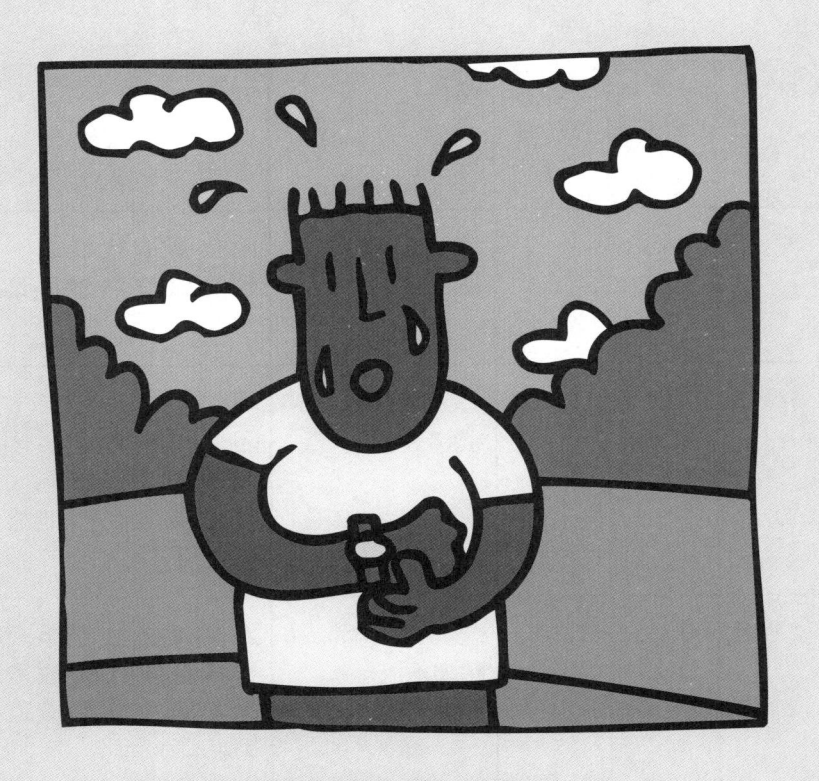

阿寶的減重私檔案

性別：男性
身高：177公分
年齡：28歲
有多次減肥經驗，瘦了又復胖

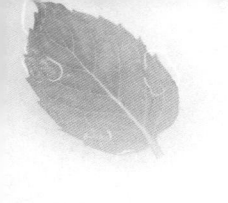

期間	體重 （公斤）	累計減 輕體重 （公斤）	運動	減肥方法
開始	105.65	0	每天2小時，爬樓梯。	用代餐取代晚餐，建議每日熱量攝取1300大卡。
1週後	101.1	4.55	每天2小時，爬樓梯。	同前次飲食設計。因外食機會多，因此教導外食技巧，並建議搭配甲殼素來使用。
2週後	99.4	6.52	改為快走和騎腳踏車。	因早餐外食熱量控制不佳，代餐改取代早餐，熱量攝取仍為1300大卡。
3週後	99.65	6	同上週，為快走和騎腳踏車。	體重停滯。每日熱量攝取仍為1300大卡，但調整各類食物食用份量，並督促更正確控制熱量的攝取。
4週後	96.8	8.85	快走和騎腳踏車	突破停滯期。每日的熱量攝取增加為1450大卡。

6週後	96.2	9.45	快走和騎腳踏車	體重下降不明顯，減少熱量攝取為每日1200大卡。
7週後	93.7	11.95	快走和騎腳踏車	維持熱量攝取每日1200大卡。
8週後	92.35	13.3	快走和騎腳踏車	增加烹調用油，改善其便秘的問題，熱量攝取每日1300大卡。
9週後	92.45	13.2	快走和騎腳踏車	體重停滯。減少醣類攝取增加蛋白質攝取，熱量控制仍為1300大卡。
18週後	79.6	26.05	快走和騎腳踏車	教導食物代換技巧及維持體重的技巧，建議維持期熱量控制在1800大卡左右。
合計共18週	105.65減至79.6	共減26.05	運動內容：快走＋騎腳踏車每天1～2小時	飲食處方：利用代餐，每日取代一餐，並將熱量控制在1200～1500大卡間，減重期間搭配甲殼素使用。

2. 阿嬤的瘦身計畫

　　阿嬤今年73歲，她來減肥還真是令人難以相信。走過大半輩子了，怎麼還會想要減肥？還不是醫生的建議和自己本身病痛的折磨才會痛下決心的。89公斤的身軀再加上大把的年紀，稍微走一下就氣喘如牛；膝關節的疼痛更是令她難以忍受，甚至已經嚴重到「舉步惟艱」的田地，在兒女的鼓勵下，阿嬤終於到減重門診來求診。在看過蘇大夫的門診後，該檢查的項目都檢查過，阿嬤便到營養門診來諮詢，從此展開她的瘦身計畫。老人家的飲食變化性不大，生活作息也相當規律，早上七點起床，晚上大概九點就寢。由於年紀大的關係，一時間要她能夠清楚食物的代換和熱量的計算，似乎是不可能的事，所以我建議她用代餐來減肥，每日取代晚餐一餐，其他兩餐在和家屬溝通後，給了一份具體的菜單回去照著做，就這樣，阿嬤慢慢地擺脫了15公斤的體重，雖然離理想體重還有一段距離，但是她已經相當滿意了，現在的阿嬤總算可以體驗到「健步如飛」的感覺。在我的經驗裏，年紀大的個案採用代餐減肥通常都有不錯的減肥成績，對於飽受病痛折磨的老人家，代餐減肥可以讓他們輕鬆的減輕體重，進而改善本身的健康狀況。阿嬤真是好福氣，每次都有孝順的兒女陪著她來減肥，而阿嬤也不負眾望的減了下來，希望阿嬤能好好的維持體重，幸福快樂「呷百二」。

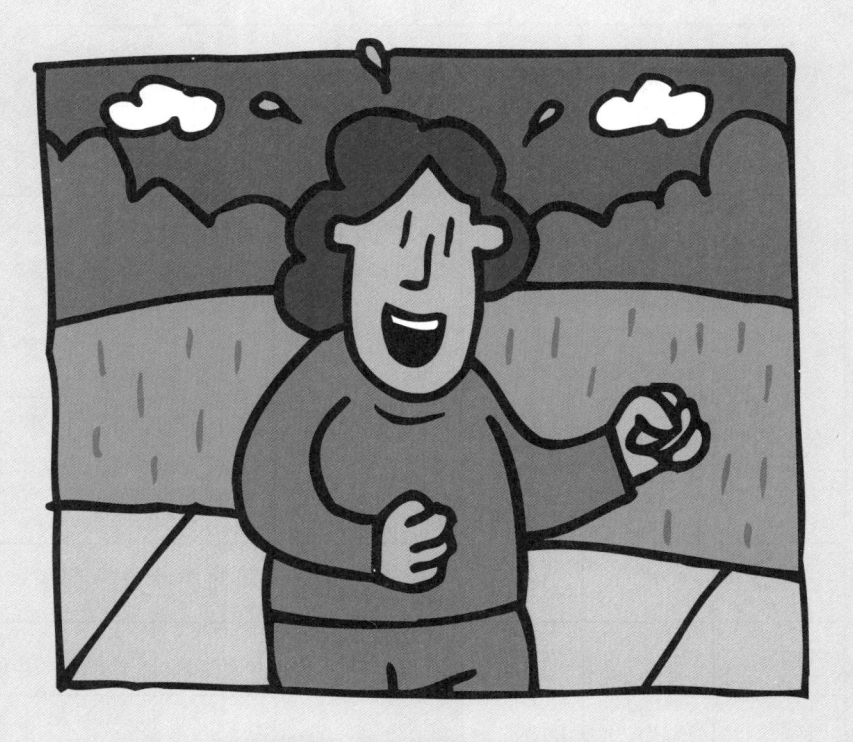

阿嬤的減重私檔案

性別：女性
身高：158公分
年齡：73歲
希望能慢慢減輕體重來改善身體健康狀況

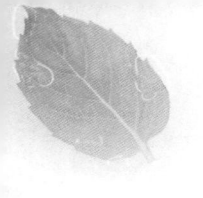

期間	體重（公斤）	累計減輕體重（公斤）	運動	減肥方法
開始	89	0	膝關節疼痛無法運動	用代餐取代早餐，建議每日熱量攝取1200～1400大卡。另外因零食吃很多（如：瓜子、花生等）建議可用代餐條並搭配喝300c.c.水來取代零食。
2週後	86.85	2.15	無	同前次飲食設計。
4週後	85.55	3.45	無	
6週後	84.85	4.15	無	
8週後	84.25	4.75	無	外出旅遊三天，熱量控制不佳，體重下降不明顯。教導外食技巧。
10週後	82.7	6.3	無	已改掉吃零食的習慣，每日熱量攝取約1200大卡。

12週後	80.9	8.1	無	增加烹調用油，減少主食類的食物，熱量控制仍為1200大卡。
16週後	78.85	10.15	為增加活動度，建議採較溫和的運動，如散步，每日約20分鐘。	熱量控制1200大卡。
18週後	77.45	11.55	散步，每日約20分鐘。	體重減輕較少，將代餐條改為取代晚餐的主食類。
22週後	74	15	散步，每日約20分鐘。	教導常食用的食物代換技巧及維持體重的方法，建議維持期可繼續使用代餐條，以便將熱量控制在1300～1500大卡左右。
合計共22週	89減至74	共減15	運動內容：視本身狀況多走動	飲食處方：利用代餐每日取代一餐，並將熱量控制在1200大卡。

3. 玫麗姐的超完美任務

　　玫麗姐有個愛她的老公，他們結縭多年但是膝下無子，他們很清楚，如果兩人都老了，只有對方可以依靠，所以玫麗姐來減肥，因為她不想晚年成為先生的包袱和折磨。玫麗姐有著過人的毅力和決心，因為她愛老公。在介紹過代餐的使用方法後，玫麗姐選擇使用代餐取代早、晚餐的方式來積極減肥。為了讓她不吃膩代餐，所以我建議她早晚使用不同口感和品牌的代餐，早餐使用餅乾式的餐條；晚餐使用強化維他命和礦物質等營養的代餐包。兩個月後，建議她可將代餐減為每日取代一餐，慢慢地，再改為彈性取代。每個人都會老，但總希望在步入生命的終點前，還能保有一些尊嚴和自在，所以，你不可以失去健康。盡量好好地控制自己的身材，太胖了，會讓你失去健康和許多事物。

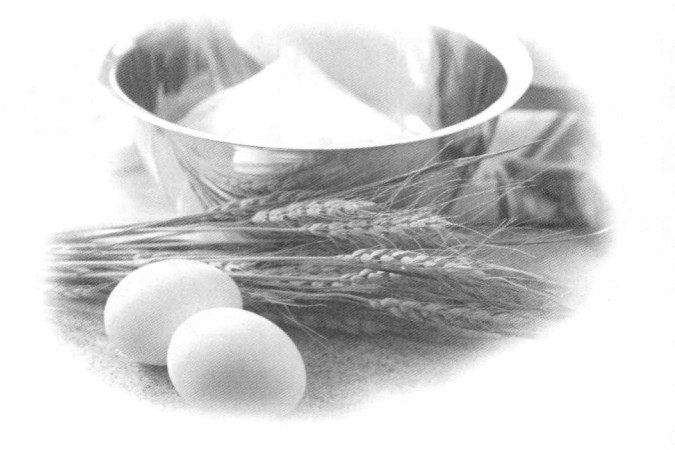

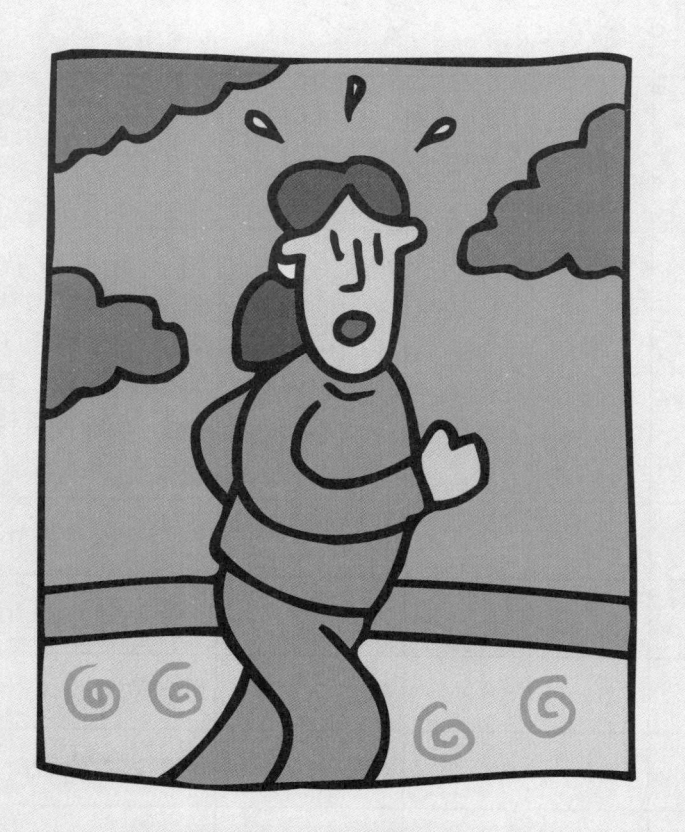

玫麗姐的減重私檔案

性別：女性
身高：161公分
年齡：48歲
想積極減肥儘快達到目標

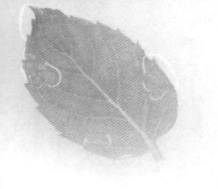

期間	體重 （公斤）	累計減 輕體重 （公斤）	運動	減肥方法
開始	78.6	0	無	用代餐條取代早餐；代餐包取代晚餐；午餐外食，教導進食技巧。建議每日熱量攝取1500大卡。
1週後	76.1	2.5	無	同前次飲食設計。
3週後	74.1	4.5	無	同前次飲食設計。
4週後	72.1	6.5	無	同前次飲食設計。
5週後	69	9.6	無	同前次飲食設計。
7週後	66.95	11.65	建議搭配運動，否則減肥的速度會趨緩。	調降熱量攝取，每日建議1000～1200大卡。
9週後	64.45	14.15	快走30～40分鐘。	代餐改為只取代早餐，午晚餐自行選食，將熱量控制在1200～1300大卡。

11週後	62	16.6	快走30～40分鐘。	同前次飲食設計。
15週後	59	19.6	快走30～40分鐘。	教導常食物代換技巧及維持體重的方法，建議可繼續使用代餐條來維持體重，平日熱量攝取控制在1600～1800大卡左右。
合計共15週	78.6減至59	共減19.6	運動內容：剛開始減肥時，體重減得不錯，並未積極運動，約一個半月後才開始運動。快走，每日運動約30～40分鐘。	飲食處方：利用代餐每日取代二餐，再調整為每日取代一餐，再改為彈性取代。減肥期間熱量控制在1000～1500大卡。
2個月後	維持在57～58			

4. 愛美的美蘭姐

　　美蘭姐是個原住民，有著明顯的五官和愛美的天性。來看減重門診時體重是54.3公斤，以她153公分的身材來計算，身體質量指數（BMI值）為23.2，其實還達不到體重過重的標準，經過蘇大夫的解釋後，她仍執意要減重，於是轉介到營養門診來諮詢。其實有很多女孩子，總是希望自己能再瘦一點，可以贏得更多的讚美，美蘭姐也不例外，知道她的期望後，我們共同設定了一個目標：47～48公斤。美蘭姐是一個標準的「老外」，三餐都外食，過量油脂的攝取是她最大的飲食問題，在瞭解她的飲食史後，給了她外食技巧和減油技巧的知識後，我建議她每日以代餐取代一餐，並搭配甲殼素使用。二個月後，美蘭姐成功地達到當初我們設定的目標。再過一個月，不經意地在醫院碰到她，46公斤，哇塞！竟然比我還瘦！現在的美蘭姐大約保持在46～47公斤左右。我問她：「這陣子維持體重有沒有什麼問題？」她回答：「保持體重是沒什麼困難，倒是花了不少錢。」「為什麼？」我疑惑的問到。「還不是花錢買了一大堆衣服，唉！每件衣服試穿後都捨不得不買。」其實美蘭姐已經當阿嬤了，愛美的她還是可以把自己打扮得看不出年紀。愛美是人的天性，只要你願意都可以達到，就怕你忽略了這個本性，甘願讓自己墮落為不起眼的醜小鴨。為天下所有愛美的女性加油，期盼每個人都能實現自己美麗的夢想。

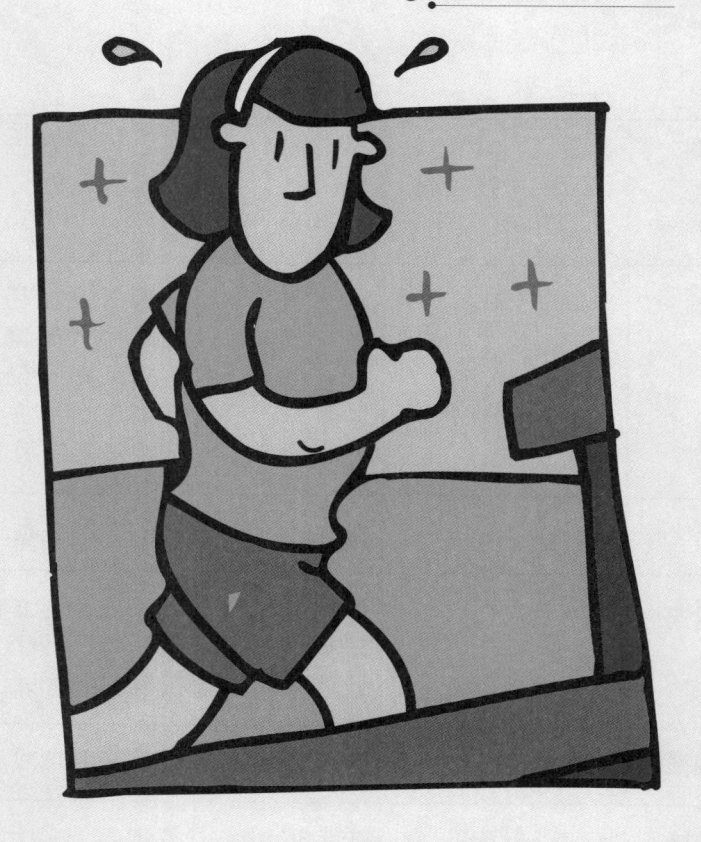

美蘭姐的減重私檔案

性別：女性
身高：153公分
年齡：47歲
個性執著，愛美

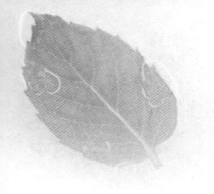

期間	體重 （公斤）	累計減 輕體重 （公斤）	運動	減肥方法
開始	54.3	0	無	教導外食技巧，並建議用代餐條取代早餐。每日熱量攝取1300大卡，並搭配甲殼素使用。
2週後	51.85	2.45	無	同前次飲食設計。
3週後	50.3	4	建議運動，每天快走30分鐘以上	調降主食類的攝取量，每日熱量攝取控制在1200大卡。
6週後	48.8	5.5	快走30分鐘	同前次飲食設計。
8週後	47.7	6.6	快走30分鐘	教導常食物代換技巧及維持體重的方法，建議可以繼續使用代餐條來維持體重，平日熱量攝取控制在1500大卡左右

合計共8週	54.3減至47.7	共減6.6	運動內容：快走，每日約30分鐘。	飲食處方：利用代餐每日取代一餐，減肥期間熱量控制在1200大卡左右並搭配甲殼素使用。
2個月後	維持在46～47			

5. 豬肉明的不可能任務

　　為什麼我稱它是不可能的任務呢？因為阿明所有的親朋好友都認為這是一件不可能的事。阿明每天早上很早就起床工作。殺豬、賣豬是他的工作，所以練就一身肌肉和粗曠的體格，但是清秀的臉龐看起來倒還不像是從事此工作者。因為豬肉是自己賣的，所以每天吃的肉量毫無限制，再加上烹調也用豬油，使的年紀不到四十的他早就一身是病，血糖、膽固醇、三酸甘油酯、尿酸、血壓全部偏高，渾身酸痛、不舒服。阿明於是來醫院求診。除了肉類攝取過多外，阿明的三餐也極不正常，早餐不吃，一直到中午才吃飯，下午會在市場隨便再買個八寶冰或珍珠奶茶吃，晚餐在家吃，飯2碗、肉量很多，阿明一直認為以他一個幹粗活兒的人來說，吃這樣實在也不多。在瞭解他的飲食習慣後，我請他改掉一些不當的行為，如：不吃早餐、吃飯拌肉湯、用豬油等習慣，建議他以代餐來當早餐

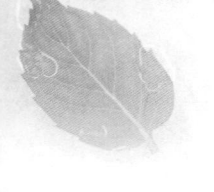

（方便又省時）、多吃蔬菜少吃肉、以植物油來取代豬油等，另外再向他介紹合法的減肥藥——羅氏鮮，請他徵詢醫師意見後服用。就這樣，4個月後阿明減輕了12公斤。之後，跟著也有許多阿明的親朋好友、鄰居們陸陸續續來減肥。阿明真是我們最佳的瘦身活廣告。其實減肥沒有撇步，飲食控制、行為改變、運動是不變的真理，若是你不願由此著手，儘是尋求一些仙丹和妙方，你可能一輩子都籠罩在抓不到訣竅的挫折中。前陣子阿明來買代餐，那時候的他，體重已減輕了15公斤，我建議他再找醫師看診並抽血檢查生化值，看看之前異常的那些檢驗項目是不是獲得改善。結果令人相當高興，阿明的身體真的變健康了，全身不再酸痛；血壓也穩定了；血脂肪已降至正常值；血糖也由原本需要吃藥的狀況進步到不用吃藥，可靠飲食控制來治療。減肥真的救了他。只要你尋找專業人士協助並用對方法，減肥絕對是可以達成的任務。希望有心減肥的人都能瞭解減肥的真理，並如願的達到瘦身的目的。

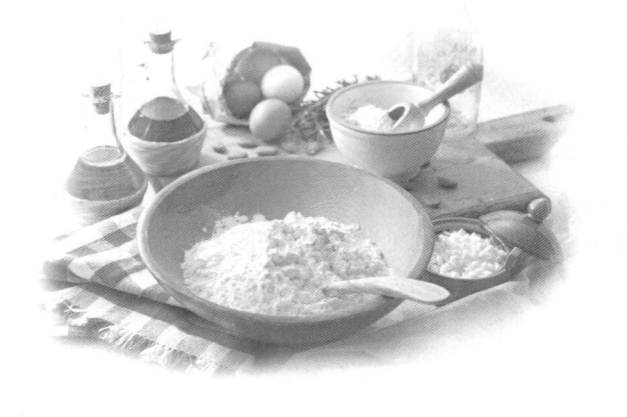

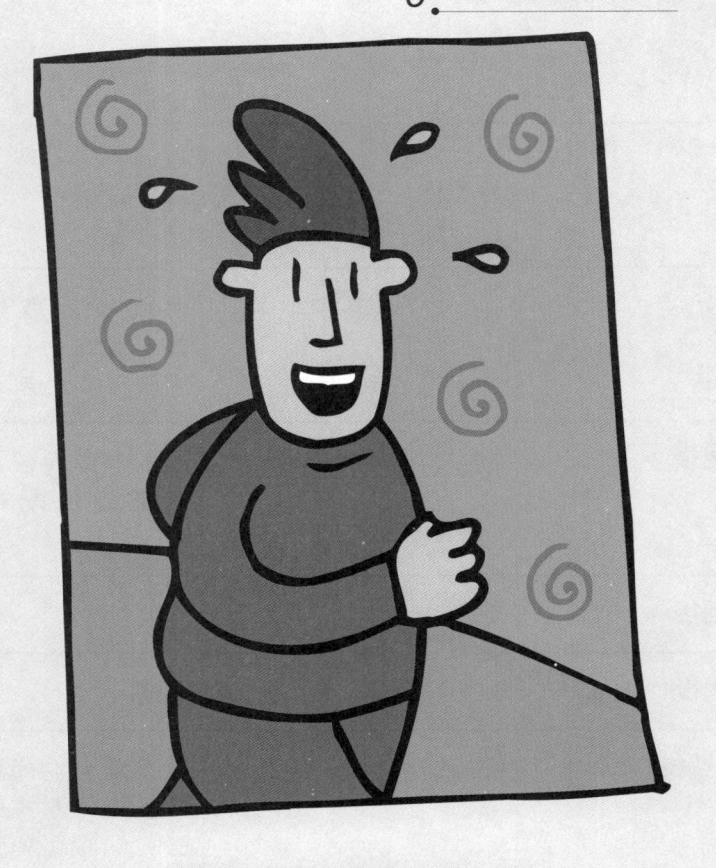

阿明的減重私檔案

性別：男性
身高：179公分
年齡：39歲
全身不舒服，所以來減肥

期間	體重 （公斤）	累計減 輕體重 （公斤）	運動	減肥方法
開始	93.2	0	無	用代餐條取代早餐。建議每日熱量攝取1500大卡。
2週後	89.2	2.5	無	同前次飲食設計，並建議搭配羅氏鮮。
5週後	87	4.5	無	同前。
9週後	84.25	6.5	無	同前。
12週後	81	9.6	無	教導常食物代換技巧及維持體重的方法，建議可彈性使用代餐條來維持體重。維持期熱量攝取控制在2000大卡左右。

合計共12週	93.2減至81	共減12.2	運動內容：無特別的運動，只是盡量利用機會多走動。	飲食處方：利用代餐每日取代一餐，並搭配羅氏鮮。在減肥期間熱量控制在1500大卡左右。
1個月後	維持在78～79			

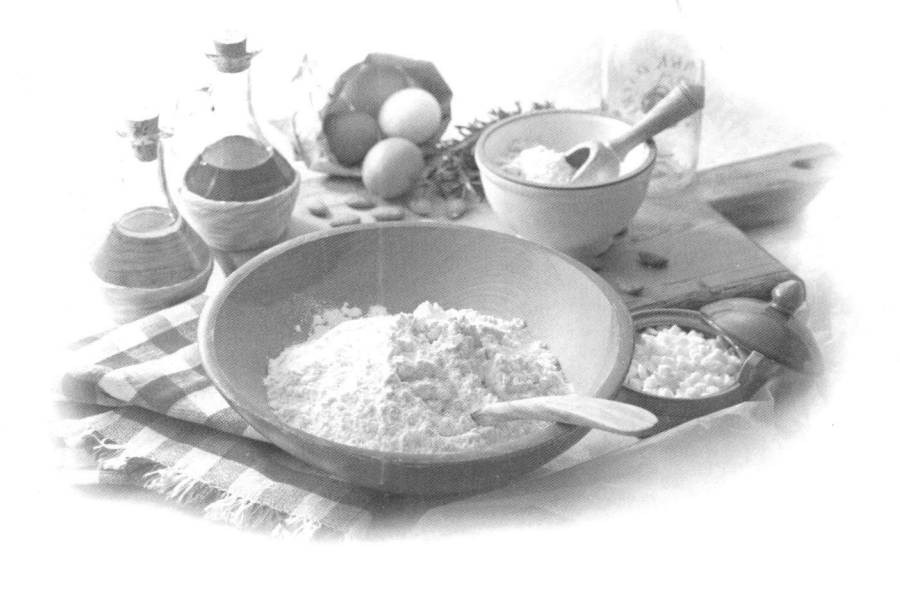

PART6　減肥IQ大考驗

你可以試試以下題目，測量一下自己的「減肥IQ」，看看你瞭解多少。

1、可以產生熱量的營養素有哪些？

　　A. 醣類、脂肪、維他命
　　B. 脂肪、蛋白質、礦物質
　　C. 維他命、礦物質
　　D. 醣類、蛋白質、脂肪

2、在參與身體的熱量代謝中，哪些在減肥時是不可或缺的維他命？
　　A. 維他命A
　　B. 維他命B群
　　C. 維他命D
　　D. 維他命E

3、醣類（碳水化合物、澱粉類）每公克可以產生幾大卡熱量呢？
　　A. 4大卡
　　B. 7大卡
　　C. 9大卡
　　D. 10大卡

4、蛋白質每公克可以產生幾大卡？

    A. 4大卡
    B. 7大卡
    C. 9大卡
    D. 10大卡

5、脂肪每公克可以產生幾大卡？

    A. 4大卡
    B. 7大卡
    C. 9大卡
    D. 10大卡

6、某咖啡營養標示如下

營養標示	
每100毫升	
熱量	42.8大卡
蛋白質	1.4公克
脂肪	0.6公克
碳水化合物	8.0公克
鈉	33.2毫克

請問，喝完此罐咖啡，共喝進了多少熱量？

A.42.8大卡
B.103大卡
C.205大卡
D.280大卡

7、會影響食物中脂肪吸收的減肥藥或食品有哪些？
（複選）

A. 羅氏鮮（Xenical）
B. 諾美婷（Reductil）
C. 甲殼素（Chitosam）
D. 澱粉銬抑制劑

8、減肥時每日熱量攝取最好不要低於多少大卡？

A. 600大卡
B. 800大卡
C. 1000大卡
D. 1500大卡

9、關於低胰島素減肥法，下列何者為非？

A. 在熱量限制的情況，低昇糖指數的食物比高昇糖指數的食物較不易使血糖升高，較有利於減重。

B. 減重時若能增加纖維質的攝取，讓血糖穩定，胰島素的分泌量便較少，有助於減重。

C. 利用低胰島素減肥法，只要盡量選擇低昇糖指數（LGI）的食物，便可輕鬆瘦身。

D. 單一食物和混合食物的昇糖指數是不相同的，所以坊間流傳的單一食物GI值表不能代表真正混合食物的GI值。

10、代餐的減肥原理是下列何者？

A. 代餐可直接讓體脂肪燃燒而達到瘦身目的。

B. 代餐的成分和熱量確定，所以食用代餐可以減少自行選食時熱量計算錯誤的缺點，讓熱量攝取可以更正確和嚴格的控制，而達瘦身目的。

C. 代餐可阻斷食物中部份脂肪的吸收，進而減少熱量攝取。

D. 代餐可作用於中樞神經，並且抑制食慾，而達到瘦身的目的。

11、關於代餐何者爲是？（複選）

A. 是一種食品。

B. 利用代餐來取代正餐時，不可再搭配其他食物一起食用，否則達不到減重效果。

C. 代餐減肥法是國內外文獻證實有效的一種正確的減肥方法。

D. 使用代餐減肥不用控制熱量就可以輕鬆瘦身。

12、若點心多吃了一包（含5小片）的蘇打餅乾，下一餐要如何調整食量？

A. 減少肉類攝取。

B. 少吃約半碗飯。

C. 吃減肥藥羅氏鮮來平衡一下熱量攝取。

D. 其實多吃的熱量不到100大卡，可以忽略。

13、家裏有葡萄、香蕉、柳丁等水果，就建議量來說，你知道每天該吃多少水果嗎？

A. 柳丁5個+葡萄5粒

B. 香蕉2根+柳丁1個

C. 葡萄30粒+香蕉1根+柳丁2個

D. 柳丁1個+葡萄15粒

14、早餐吃了一個饅頭夾蛋（約含美奶滋1湯匙）+豆漿

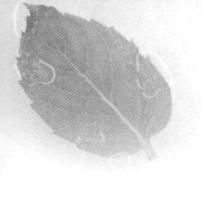

300c.c.，大概吃了多少熱量？

A. 300～400大卡左右
B. 500～600大卡左右
C. 800～900大卡左右
D. 1000大卡左右

15、就1200大卡的減重餐，若將主食類可吃的份量平均分配於三餐，每餐約可吃多少飯？

A. 1/4碗
B. 1/2碗
C. 2/3碗
D. 1碗

16、就建議量每天該吃多少青菜？

A. 1/2～1碗
B. 1～ 1碗半
C. 1碗半～2碗
D. 2～3碗

17、列何者為是？

A. 肉類是容易發胖的食物，減肥時一定要少吃。
B. 水果、蔬菜不容易發胖，減肥時可以不用限制。

C. 優酪乳可以減肥，減肥時可以當白開水多喝些。

D. 牛奶每天要喝240～480c.c.。

18、如何才可以提高身體的新陳代謝？（複選）

A. 運動

B. 足夠蛋白質類食物的攝取

C. 足夠的維他命和礦物質的攝取

D. 減少脂肪的攝取

19、下列哪些行為是容易發胖，要改掉的行為？（複選）

A. 吃宵夜

B. 不吃早餐

C. 吃東西速度太快

D. 嗜喝湯

20、肚子餓了想吃東西，下列哪些食物熱量小於50大卡，
　　是不錯的選擇？（複選）

A. 蘇打餅乾3～4片

B. 小蘋果1個

C. 大蕃茄1個

D. 代糖優酪乳小1罐（約200c.c.）

答案	
1、D	11、AC
2、B	12、B
3、A	13、D
4、A	14、B
5、C	15、B
6、B	16、C
7、AC	17、D
8、C	18、ABC
9、C	19、ABCD
10、B	20、CD

★你的分數屬於哪個範圍呢？

　　80分以上：Perfect！超有概念的！

　　60～80分 ：Good！還不錯嘛！

　　40～60分 ：有空再翻翻書！

　　40分以下：加把勁兒！再把書看一遍！

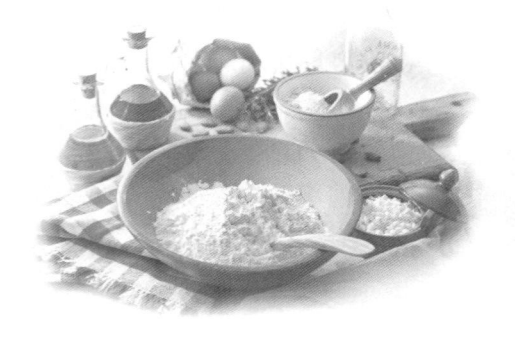

附錄1　市售代餐成分大蒐集

24腰的食物（海鮮）

包裝：25g×7包

原料：

脫脂奶粉、小麥纖維、天然牛奶鈣、預糊化澱粉、麥芽糊精、
三仙膠、海鮮粉、生物素、維生素、葡萄糖酸鎂、葡萄糖酸
鉀、泛酸鈣、脫水紅蘿蔔、脫水高麗菜、海帶芽、蟹肉棒、梭
甲基纖維素鈉、食鹽、調味料。

營養成分（每一單包25克含量）：

熱量64.7Kcal	維生素類		礦物質類
碳水化合物 12.4g	維生素B$_1$	0.31mg	天然牛奶鈣0.6g
蛋白質3.1g	維生素C	23.5mg	葡萄醣酸鎂 0.33g
脂肪0.3g	維生素B$_2$	0.41mg	
鈉1884 mg	維生素D	2.5mcg	
膽固醇0g	維生素B$_6$	0.57mg	
膳食纖維 3100 mg	維生素E	5.15mg	
	維生素B$_{12}$	0.82mcg	
	菸鹼酸	4.45mg	
	葉酸	120.58mcg	
	生物素	70.88mcg	
	泛酸鈣	3.22mg	
	維生素 A	150R.E.	

24腰的食物
（巧克力）

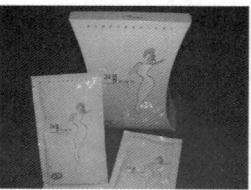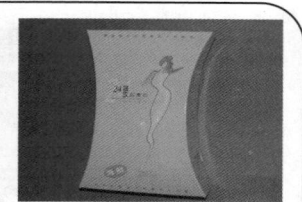

包裝：25g×7包
原料：

脫脂奶粉、小麥纖維、可可粉、小麥粉、麥芽糊精、鹿角菜膠、果糖粉、維生素、葡萄糖酸鎂、葡萄糖酸鉀、葡萄糖酸鈣、山梨糖醇、環己機磺醯胺酸鈉、梭甲基纖維素鈉、巧克力香料、香草香料、奶油香料。

營養成分（每一單包25克含量）：

熱量62.5Kcal	維生素類		礦物質類
碳水化合物	維生素B$_1$	0.31mg	葡萄醣酸鉀
8.3g	維生素C	23.5mg	0.33g
蛋白質3.9g	維生素B$_2$	0.41mg	葡萄醣酸鈣
脂肪0.5g	維生素D	2.5mcg	0.63g
鈉9.5mg	維生素B$_6$	0.57mg	環己機磺醯胺酸鈉
膽固醇0g	維生素E	5.15mg	39.3mg
纖維4600 mmg	維生素B$_{12}$	0.82mcg	
	菸鹼酸	4.45mg	
	生物素	70.88mcg	
	泛酸鈣	3.22mg	
	葉酸	120.58mcg	
	生物素	70.88mcg	
	維生素 A	150R.E.	

中國化學製藥股份有限公司0800-009996

三多減重計劃AB餐

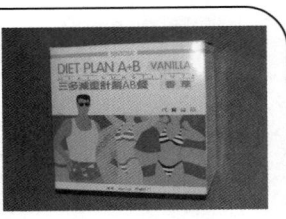

包裝：A餐30g×10包；B餐33g×5包

原料A：
奶蛋白、果糖、花生油、蔗糖、葡萄糖、磷酸三鉀、關華豆膠、香草香料、碳酸鎂、氯化鈉、維生素、碘化鉀、硫酸鎂、硫酸銅、硫酸鐵、本多酸鈣、硒酸鈉、鉬酸鈉、卵磷脂、磷酸雙鈣、磷酸三鈣、阿斯巴甜、L－肉酸

原料B：
乳清粉、馬鈴薯澱粉、馬鈴薯及番茄乾粉、高湯粉（水解植物蛋白）、酪蛋白鈣、脫水蔬菜（香菜、胡蘿蔔）、葡萄糖漿、棕櫚油、磷酸三鈣、硫酸鎂、氯化鉀、酪蛋白、核酸調味料、磷酸鉀、香辛料（胡椒粉、豆蔻、薑黃）、乳化劑、維生素、碘化鉀、硫酸鎂、硫酸銅、硫酸鐵、本多酸鈣、硒酸鈉、鉬酸鈉

營養成分（A餐30g／B餐33g）：

熱量	122.6/107.5Kcal	維生素B_1	0.54/0.12mg
碳水化合物	11.9/18.1g	維生素B_2	0.81/0.18mg
生物素	54/11.88mcg	維生素B_6	1.08/0.24mg
鉬	113.8/0.03mcg	維生素B_{12}	1.02/0.22mg
蛋白質	11.1/6.8g	維生素C	33.75/7.43mg
菸鹼酸	9.45/2.08mg	維生素D_3	51.3/11.29 I.U.
鈣	203.5/59.57mg	維生素E	6.75/1.49mcg
脂肪	3.4/0.7g	維生素K_1	40.5/8.91mcg
泛酸	2.25/0.45mg	鈉	153.43/313.5mg
鉀	368.5/141.08mg	鉻	5.61/1.72mg
維生素A	618.3/395.6 I.U.	錳	1.62/0.31mg
葉酸	101.25/22.28mcg	碘	64.13/17.24mcg

鎂	77.24/20.38mg	L－肉酸	4.50/－
硒	28.5/－mcg	磷	219.83/－mg
鋅	3.61/－mg	氯	162.54/－mg
銅	0.86/－mg		

三多士股份有限公司（02）27071581

舒沛Soupal營養代餐包

包裝：60g×15包
原料：
燕麥、燕麥麩、水解蛋白、礦物質群、維生素群、關華豆酵素水解物、覆盆子果粒

營養成分（每包60g含量）：

熱量	220Kcal	E	9.9mg
碳水化合物	37g	B_6	9.9mg
蛋白質	9g	B_5	5mg
脂肪	4g	B_6	1.155mg
膳食纖維	15g	B_8	150mg
		B_9	0.2mg
A	3250 I.U	鐵	10mg
B_{12}	1.5mg	鋅	8.8mg
B_1	0.6mg	鈉	3.3mg
C	30.25mg		
B_2	0.825mg		

佳和生物科技股份有限公司
（02）27850399

養顏纖體粥

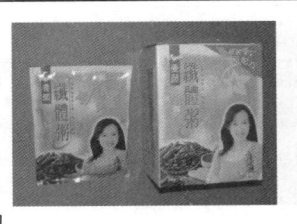
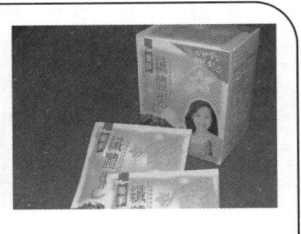

包裝：30g×6包
原料：
預熟米、燕麥、
小麥、薏仁、枸
杞、雞湯粉、黑芝麻、玉米、紅蘿蔔、菠菜、荷葉、鹽

營養成分（一份30g）：

熱量115Kcal

		% Daily Value /每日 需要量%		% Daily Value /每日 需要量%	
碳水化合物	24g				
蛋白質	2.8g	VitA	21%	碘	14%
脂肪	0.8g	VitB$_1$	18%	鈣	28%
膳食纖維	3.8g	VitB$_2$	20%	鎂	23%
鈉	410mg	VitB$_6$	23%	鉀	7%
		VitB$_{12}$	16%	鋅	4%
		VitC	16%	銅	6%
		VitD	17%	磷	31%
		VitE	15%		
		菸鹼酸	23%		
		泛　酸	11%		
		葉　酸	25%		
		生物素	15%		

Percent Daily values are based on a 2000 calorie diet.
Your daily values may be higher or lower depending on your
calorie needs：

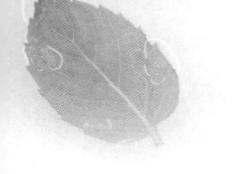

Calories：		2000	2500
Total Fat	Less than	65g	80g
Sat Fat	Less than	20g	25g
Cholesterol	Less than	300mg	300mg
Sodium	Less than	2400mg	2400mg
Total Carbohydrate		300g	350g
Dietary Fiber		25g	30g

Calories per gram：
Fat 9 Carbohydrates 4 Protein 4

仙子素貿易有限公司0800-002138

肯寶
酷身族（酷身餐）

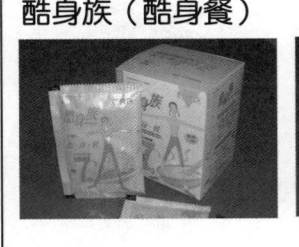 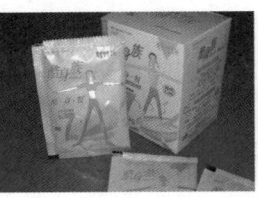 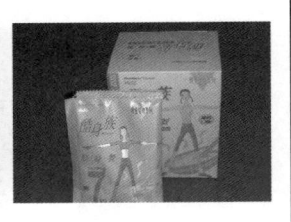

包裝：25g×6包

原料：

小麥麩皮、小麥胚芽粉、黃豆粉、脫脂奶粉、氫氧檸檬酸（HCA）、有機鉻、阿拉伯膠、酪素鈣、檸檬酸、柑精、維生素A、B群、C、E、礦物質群

營養成分（每包25g）：

熱量 94Kcal	VitA	1500IV	鈣	200mg
碳水化合物 12g	VitB$_1$	0.3mg	鐵	2.5mg
蛋白質 7g	VitB$_2$	0.35mg	磷	100mg
脂肪 2g	菸鹼酸	4.3mg	鎂	90mg
膳食纖維 4.5g	泛酸	1.1mg	鈉	135mg
	VitB$_6$	0.4mg	鉀	315mg
	VitB$_{12}$	0.5mg	鋅	3mg
	葉酸	50mcg	鉻	50mcg
	生物素	70mcg		
	VitC	15mg		
	VitD	40 IU		
	VitE	3.0mg		

康寶實業關係企業0800-045888

三點一刻大地五穀王

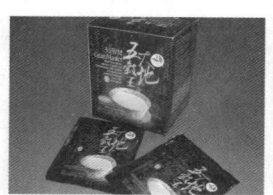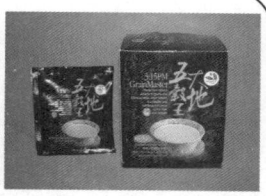

包裝：26g×10包

原料：

糙米酵素、有機種子穀、青仁黑豆、黃豆、花生、芝麻、花豆、紅豆、蘇淮山、薏仁、芡實、蓮子、茯苓、百果、松子、豌豆、玉米、小米、米豆、百合、蕎麥、小麥胚芽、綠豆、麥片、植物性奶精、鹽、糖、天然果寡糖

營養成分（每包26g）：

熱量116kcal

碳水化合物17g（含糖類8g）　　　　纖維 3g

蛋白質3g　　　　　　　　　　　　　鈉　54mg

脂肪4g

石城實業有限公司0800-031503

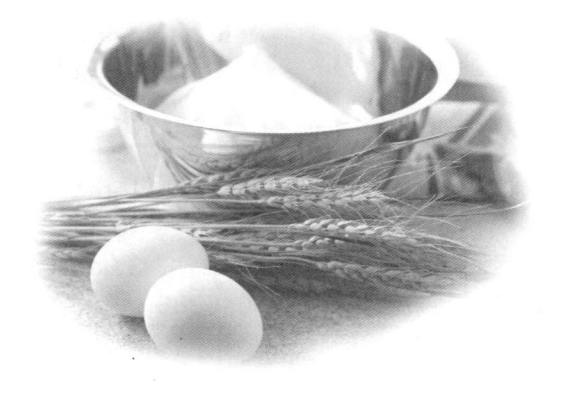

盈姿高纖窈窕餐條

原料：
燕麥、脆米、玉米脆 片、果寡糖、菊糖、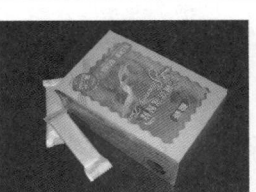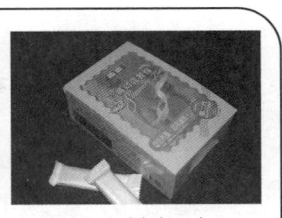

蘋果、葡萄、香蕉、杏桃、西洋梨、李子、水蜜桃、植物油

營養成分（每條20g）：

熱量69kcal	蛋白質1.1g	脂肪2.5g
碳水化合物8.7g	纖維5.4g	

維維樂燕麥水果BAR（綜合水果原味）

原料：
燕麥、脆米、玉米脆片、果寡糖、菊糖、蘋果、植物油、葡萄、香蕉、杏桃、西洋梨

營養成分（每條20g）：

熱量69kcal	蛋白質1.1g	脂肪2.5g
碳水化合物8.7g	纖維5.4g	鈉21mg

維維樂無糖燕麥BAR（夏威夷水果風味）

原料：
燕麥、脆米、玉米、脆片、果寡糖、菊糖、蘋果、鳳梨、椰仁、檸檬、植物油、磷酸鈣、氧化鎂、多種維生素

營養成分（每條20g）：

熱量64kcal	蛋白質1.2g	脂肪　2g
碳水化合物8.6g	纖維4.8g	VitE　0.5mg
$VitB_2$　80ug	$VitB_6$100ug	$VitB_1$　70ug
鈣64mg	磷35mg	鎂　28mg

鈉40mg　　　　　　　　葉酸0.9mg

維維樂燕麥蜜桃BAR（蜜桃優格口味）

原料：

燕麥、麥片、玉米脆片、脆米、椰仁、優酪、杏桃、乳清蛋白、植物油、葡萄糖、蔗糖、果膠、卵磷質

營養成分（每條25g）：

熱量107kcal	蛋白質1.6 g	脂肪3.6g
碳水化合物17.4g	纖維4.5g	鈣 22mg

宜果國際股份有限公司0800-077877

橋直雞尾酒活力餐包（美式玉米濃湯）

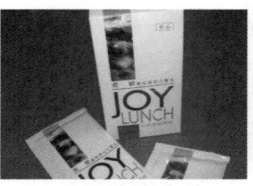 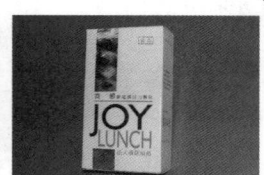

包裝： 25g×7包

原料：

牛奶蛋白、脫脂奶粉、麥芽糖糊精、關華豆膠、蘋果果膠、甜菜纖維、燕麥纖維、葡萄柚纖維、蒟蒻纖維、藤黃果粉末、玉米鬚、啤酒酵母、菊苣寡糖、寡糖生、乳酸菌、香料、維生素、礦物質

營養成分（每包25g）：

熱量92.1kcal	VitA	3900IU	礦物質類	
碳水化合物92.1g	VitD	20 IU	鈣30mg	
蛋白質6.3g	VitB₁	0.5mg	磷6.5mg	
脂肪2.7g	VitB₂	0.5mg	鉀0.25mg	
纖維 5.5g	VitB₆	0.5mg	鎂2.5mg	
	VitB₁₂	30mcg	鐵1.5mg	
	VitE	50IU	鉻12mg	

VitC	60mcg	鋅1.2mg
菸鹼酸	0.5mg	銅30mcg
		硒500mcg

微風數位科技股份有限公司0800-666858

註：除了美式玉米濃湯之外，尚有日式草莓果子、法式蘑菇焗湯口味。

統一康是美
（雞肉）低卡營養餐包

包裝：25g×8包

原料：

濃縮肝粉、脫脂奶粉、小麥胚芽、麥麩、鈣酪素、植物膠、雞肉精粉、紅花子油、碳酸鈣、鹽、碳酸鎂、檸檬酸鐵、硫酸鋅、多種維生素、菸鹼西胺、碳酸氫鈉

營養成分（每2包50g）：

熱量200 Kcal	維生素類		礦物質類	
碳水化合物 20.9g	VitA	1800IU	鈣	750mg
蛋白質13.4g	VitB$_1$	0.8mg	鐵	4mg
脂肪7g	VitB$_2$	0.75mg	磷	200mg
膳食纖維9g	菸鹼酸	7.5mg	鎂	200mg
	泛酸	5mg	鈉	570mg
	VitB$_6$	0.8mg	鉀	650mg
	VitB$_{12}$	2mcg	鋅	6.5mg
	葉酸	150mcg		
	生物素	120mcg		
	VitC	30mg		
	VitD	70 IU		
	VitE	7.5mg		

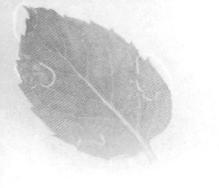

統一康是美
（巧克力）
低卡營養餐包

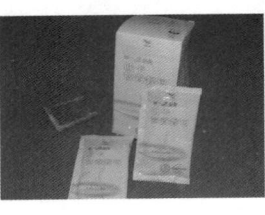

包裝：25g×8包
原料：
脫脂奶粉、小麥胚芽、麥麩、鈣酪素、植物膠、雞肉雞粉、紅花子油、碳酸鈣、碳酸鎂、檸檬酸鐵、硫酸鋅、多種維生素、菸鹼西胺、碳酸氫鈉、蔗糖、可可粉、巧克力香料
營養成分（每2包50g）：同上

統一企業委託康林生物科技股份有限公司製造0800-037520

雀巢纖姿營養餐包
（香草）

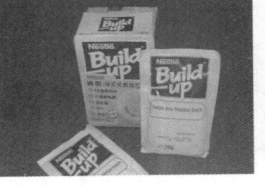
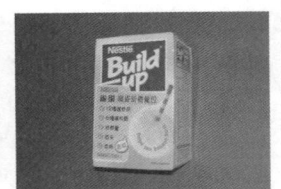

包裝：38g×4包
原料：
脫脂奶粉、葡萄糖漿、糖、香料、乳糖、礦物質、維生素、乳化劑、卵磷質
營養成分：

	每包38克加200c.c.低脂鮮奶營養	每100g
熱量（大卡）	230	355
蛋白質（g）	15.8	23.3

碳水化合物（g）	34	59.4
脂肪（g）	3.5	0.7
纖維（g）	—	—
鈉（g）	0.3	0.4

進口商：雀巢股份有限公司
總代理：星譜國際股份有限公司0800-023288

註：除了香草口味外尚有巧克力口味

脂益消理想熱量餐

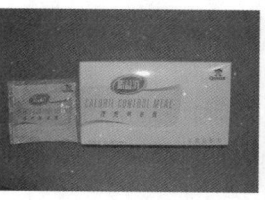
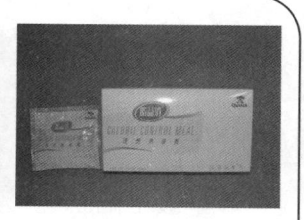

包裝：60g×14包
原料：
燕麥及燕麥麩、纖維（法博纖、菊醣、蘋果纖維、柑橘纖維）、濃縮乳清蛋白、葡萄糖、礦物質、維他命、酵母粉
有三種不同配方和口味
　　含藤黃果（含HCA）配方：為低甜的奶香口味
　　含洋車前配方：為低鹹的蔬菜口味
　　含覆盆子配方：原麥穀香口味

營養成分（HCA配方，奶香口味）每包60g

熱量	171 Kcal	VitA	170mcg
蛋白質	7g	VitD₃	4mcg
脂肪	3g	VitE	2.5mg
膽固醇	0mg	VitK	6.3mcg
		VitB1	0.83mg

碳水化合物	44g		VitB2	1.3mg
膳食纖維	15g		VitB6	3mg
鈉	40mg		VitC	80mg
鉀	200mg		本多酸	0.6mg
磷	175mg		葉酸	60mcg
鈣	400mg		生物素	2.3mcg
鐵	6.5mg		菸鹼酸	18.3mg
錳	0.75mg		肌醇	11mg
銅	0.48mg		膽鹼	40mg
氯	60mg			

營養成分（洋車前配方，低鹹的蔬菜口味）每包60g

熱量	170 Kcal	VitA	170mcg
蛋白質	7g	VitD$_3$	4mcg
脂肪	3.5g	VitE	2.5mg
膽固醇	0mg	VitK	6.3mcg
碳水化合物	42.5g	VitB$_1$	0.83mg
膳食纖維	15g	VitB$_2$	1.3mg
鈉	460mg	VitB$_6$	3mg
鉀	200mg	VitC	80mg
磷	175mg	本多酸	0.6mg
鈣	400mg	葉酸	60mcg
鐵	6.5mg	生物素	2.3mcg
錳	0.75mg	菸鹼酸	18.3mg
銅	0.48mg	肌醇	11mg
氯	60mg	膽鹼	40mg

營養成分（覆盆子配方，原麥穀香口味）每包60g

熱量	171 Kcal	VitA	170mcg
蛋白質	7g	VitD$_3$	4mcg
脂肪	3g	VitE	2.5mg
膽固醇	0mg	VitK	6.3mcg
碳水化合物	44g	VitB$_1$	0.83mg
膳食纖維	15g	VitB$_2$	1.3mg
鈉	50mg	VitB$_6$	3mg
鉀	200mg	VitC	80mg
磷	175mg	本多酸	0.6mg
鈣	400mg	葉酸	60mcg
鐵	6.5mg	生物素	2.3mcg
錳	0.75mg	菸鹼酸	18.3mg
銅	0.48mg	肌醇	11mg
氯	60mg	膽鹼	40mg

佳格食品有限公司製造0800-006600
總代理：吉帝藥品股份有限公司（02）27845257

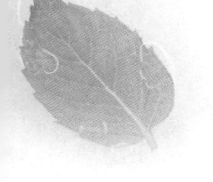

附錄2 你是胖胖一族嗎？

成年人肥胖的評估			
	身體質量指數 （BMI值；公斤/公尺2） BMI＝體重（公斤）÷ 身高（公尺）÷身高（公尺）	腰圍 （公分）	體脂肪率 （％ ）
體重過輕	BMI＜18.5		
正常範圍	18.5≦BMI＜24		男性： ≦30歲 14～20% ＞30歲 17～23% 女性： ≦30歲 17～24% ＞30歲 20～27%
異常範圍	過重：24≦BMI＜27 輕度肥胖： 27≦BMI＜30 中度肥胖： 30≦BMI＜35	男性： ≧90公分 女性： ≧80公分	

	重度肥胖： BMI≧35		

註：體脂肪率可採用體脂肪儀來測量，如果你沒有體脂肪儀，
也可以依下列公式算出預估的體脂肪率喔！

★1991年Deurenberg等學者提出的公式

體脂肪率＝1.2×BMI＋0.23×年齡－10.8×性別（0或1）－5.4

性別：男生＝1；女生＝0

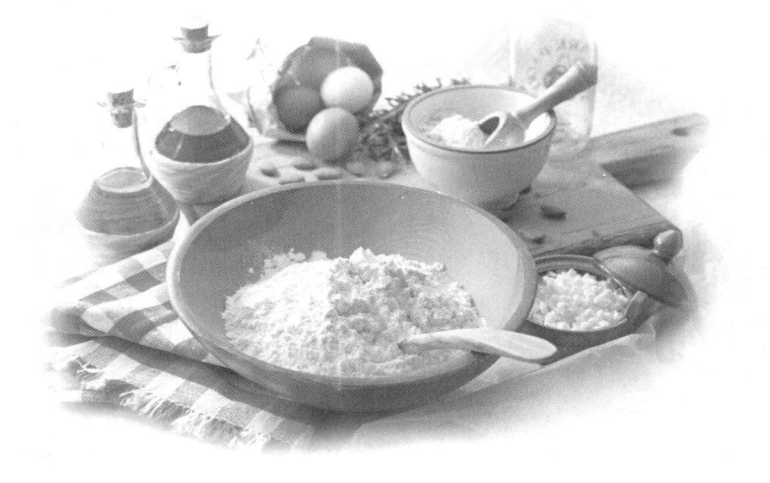

肥胖的治療策略

1. 首先評估你的BMI值

$$BMI = \frac{你的體重（公斤）}{身高（公尺）2}$$

測量BMI

大於27　24～27　小於24

評估你的疾病史和肥胖相關危險因子　低危險群

高危險群

2. 其次評估你的健康狀況和危險因子調查

-測量腰圍
-危險因子調查
如：抽煙嗎？
喝酒嗎？
-測量血壓

-檢查肝功能GOT、GPT
-抽血檢查膽固醇、三酸甘油脂、尿酸等
-甲狀腺功能檢查
-血糖及尿糖檢測

3. 減肥計畫開始囉！

提供體重控制計畫

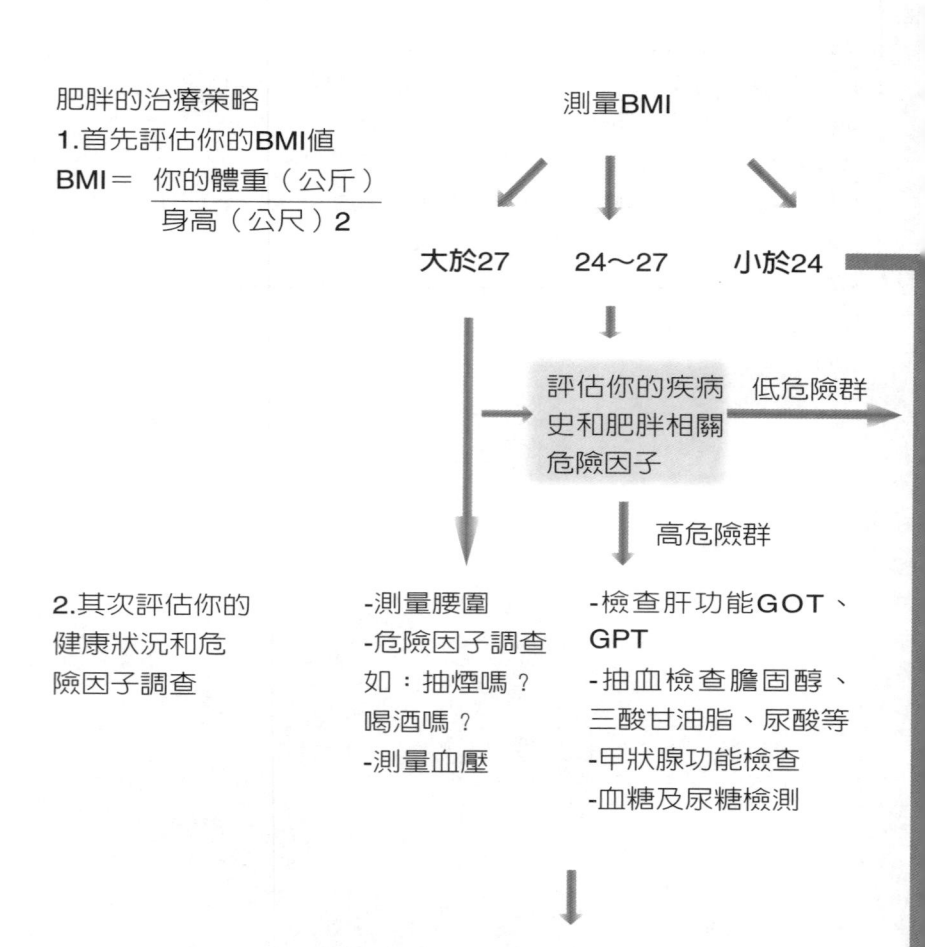

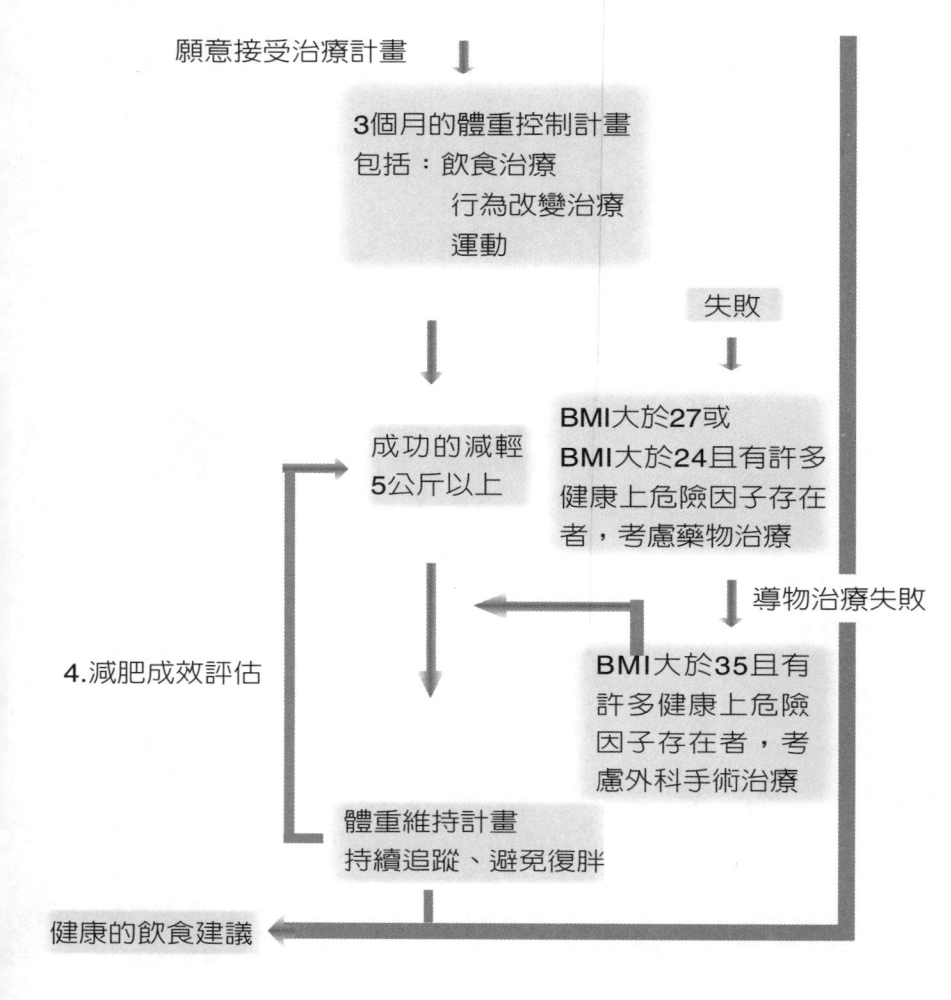

願意接受治療計畫

3個月的體重控制計畫
包括：飲食治療
　　　行為改變治療
　　　運動

失敗

成功的減輕
5公斤以上

BMI大於27或
BMI大於24且有許多
健康上危險因子存在
者，考慮藥物治療

導物治療失敗

4.減肥成效評估

BMI大於35且有
許多健康上危險
因子存在者，考
慮外科手術治療

體重維持計畫
持續追蹤、避免復胖

健康的飲食建議

106-□□
台北市新生南路3段88號5樓之6

揚智文化事業股份有限公司　　收

□□□-□□

地址：　　　市縣　　鄉鎮市區　　路街　段　巷　弄　號　樓

姓名：

葉子
Leaves
Publishing

書號 L5002　　　書名 怎樣吃出瘦身美人
　　　　　　　　　　　　　—完全代餐手冊

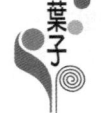

葉子出版股份有限公司

讀・者・回・函

感謝您購買本公司出版的書籍。
為了更接近讀者的想法，出版您想閱讀的書籍，在此需要勞駕您詳細為我們填寫回函，您的一份心力，將使我們更加努力！！

1. 姓名：_____

2. E-mail：_____

3. 性別：□ 男 □ 女

4. 生日：西元_____年_____月_____日

5. 教育程度：□ 高中及以下 □ 專科及大學 □ 研究所及以上

6. 職業別：□ 學生 □ 服務業 □ 軍警公教 □ 資訊及傳播業 □ 金融業
　　　　　 □ 製造業 □ 家庭主婦 □ 其他_____

7. 購書方式：□ 書店 □ 量販店 □ 網路 □ 郵購 □書展 □ 其他_____

8. 購買原因：□ 對書籍感興趣 □ 生活或工作需要 □ 其他_____

9. 如何得知此出版訊息：□ 媒體_____ □ 書訊 □ 逛書店 □ 其他_____

10. 書籍編排：□ 專業水準 □ 賞心悅目 □ 設計普通 □ 有待加強

11. 書籍封面：□ 非常出色 □ 平凡普通 □ 毫不起眼

12. 您的意見：_____
_____

13. 您希望本公司出版何種書籍：_____

☆填寫完畢後，可直接寄回（免貼郵票）。
　我們將不定期寄發新書資訊，並優先通知您
　其他優惠活動，再次感謝您！！

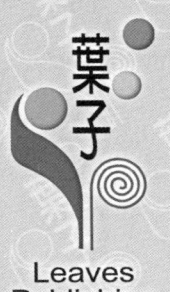

Leaves
Publishing

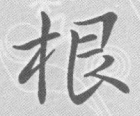

以讀者為其根本

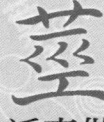

用生活來做支撐

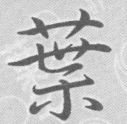

引發思考或功用

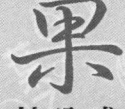

獲取效益或趣味